Consejos prácticos y sencillos para mantener una espalda sana

Ann McNeil

Ilustraciones de
Ferrington Connection

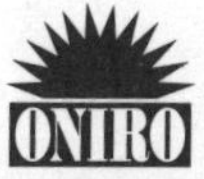

ONIRO

Título original: *A Little Book About Your Back*
Publicado en inglés por Thorsons, an imprint
  of HarperCollins Publishers

Traducción de Joan Carles Guix

Diseño de cubierta: Valerio Viano

Distribución exclusiva:
Ediciones Paidós Ibérica, S.A.
Mariano Cubí 92 – 08021 Barcelona – España
Editorial Paidós, S.A.I.C.F.
Defensa 599 – 1065 Buenos Aires – Argentina
Editorial Paidós Mexicana, S.A.
Rubén Darío 118, col. Moderna – 03510 México D.F. – México

ISBN: 84-9754-031-X
Depósito legal: B-40.120-2002

Impreso en Hurope, S.L.
Lima, 3 bis – 08030 Barcelona

Impreso en España – *Printed in Spain*

Nota de la autora

Este libro se basa en los principios que he estado enseñando en las «Escuelas de la Espalda» durante los diez últimos años. No se trata de un libro de reglas. Espero que lo utilicéis para aprovechar algunos consejos e indicaciones. En caso de sentir un dolor persistente, consultad a vuestro médico.

Agradecimientos

A los miembros de mi familia, todos ellos sufridores de dolor de espalda.
Gracias a todos por vuestros consejos, paciencia y ayuda. Agradezco también al personal del Centro de la Columna Vertebral y del Hospital de la Tour de Génova (Suiza) su colaboración y apoyo.

¿**T**e pasas la mayor parte del día sentada, de pie, inclinándote o levantando pesos?

¿**T**e quejas al ver un tramo de escaleras e inmediatamente buscas un ascensor?

¿**P**refieres ver la televisión a ir de paseo?

En un atasco, ¿te enfadas y aprietas el volante con fuerza? ¿Tensas la mandíbula?

En una cola, ¿tienes las piernas rectas y las rodillas inmóviles?

Eres consciente de que al menos una de cada diez personas sufrirá algún dolor de espalda a lo largo de su vida?

¿**T**e gustaría recibir consejos prácticos acerca de cómo prevenir un dolor de espalda o cómo recuperarse del mismo? ¿Estás preparado para participar activamente?

Si tu respuesta a estas preguntas es afirmativa, ¡sigue leyendo!

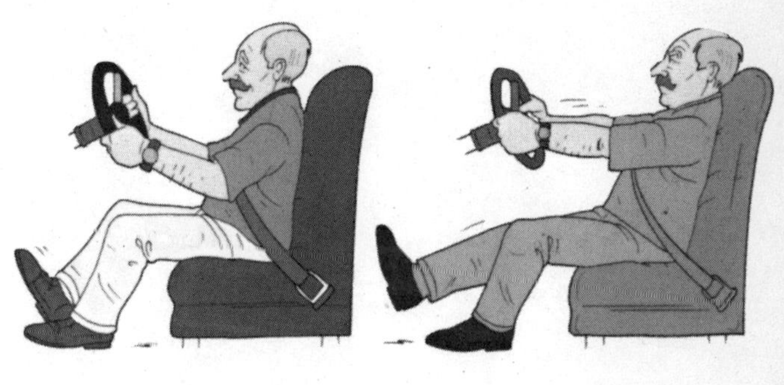

SÍ

NO

Índice

Actividades cotidianas 48

Este libro te ofrece ideas prácticas para cuidar la espalda, pero requiere tu colaboración. Escribe en una hoja de papel lo que piensas que te podría liberar del estrés en tu vida diaria. Pégala en el frigorífico, en el escritorio o guárdala en algún lugar que sólo tú conozcas pero donde puedas echarle una ojeada de vez en cuando.

Hemos utilizado un código para simplificar la lectura del libro.

A modo de guía general:

La cara sonriente significa «es bueno para tu espalda».

La cara enfurruñada y sombreada alude a lo que «no es bueno para tu espalda».

**Cuatro claves para tener
una espalda saludable**

¡POSICIÓN ERGUIDA!

PROXIMIDAD

FLEXIBILIDAD

MOVIMIENTO

Posición erguida

Intenta:

- Inclinarte con la espalda recta. Tensa las nalgas y los músculos abdominales e inclínate doblando las rodillas.
- Mantenerte erguido y bien equilibrado. Reparte el peso de igual manera en ambas partes de tu cuerpo.
- Andar con el cuerpo erguido.
- Mantener la curvatura natural de la espalda.

- Evita posiciones extremas.
- La parte inferior de la columna vertebral acostumbra a ser el área con más problemas. La razón es que estamos en posición vertical y todo el peso del cuerpo descansa sobre las últimas vértebras.
- Los músculos abdominales sostienen la espalda. Abdominales débiles, sobrepeso y estómago prominente = incremento de la tensión y del dolor.

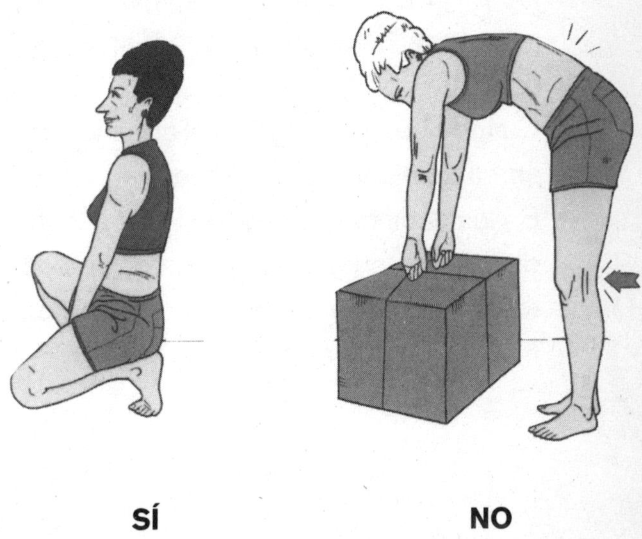

SÍ   **NO**

Proximidad

Intenta:

- Sentarte cerca de la mesa o del escritorio, con los codos doblados y relajado.
- Cuando cargues con un objeto, llévalo siempre pegado a ti y utiliza tu cuerpo como soporte, con los codos y las rodillas un poco doblados.
- Cuando busques algo en el armario, ponte cerca de él, apóyate o arrodíllate.
- Si nos hubiéramos pasado la vida agachados, como nuestros ancestros, probablemente no seríamos una generación de sufridores de dolor de espalda.

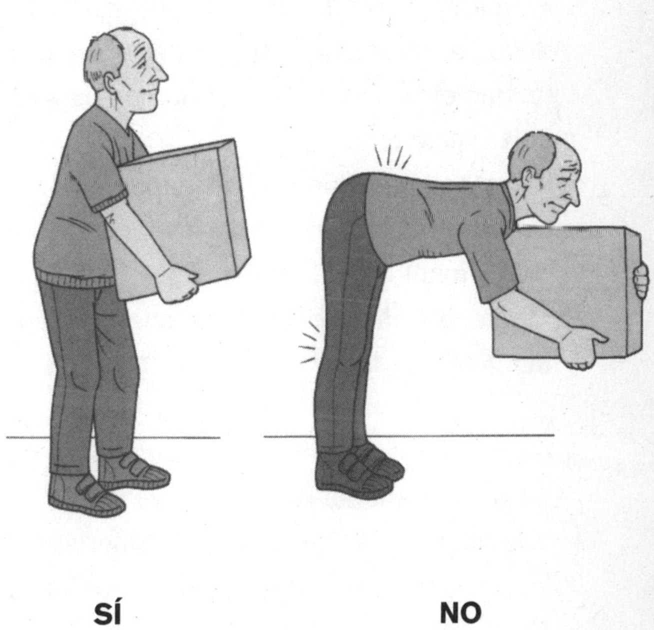
SÍ
NO

Flexibilidad

Intenta:

- Observar cómo se mueve un niño pequeño y su forma de coger las cosas. ¡Hubo un día en el que lo hacías así!
- Respirar correctamente. Inhala despacio desde el estómago. Espira despacio y profundamente, tensando el abdomen para expulsar el aire.
- Mantener las muñecas, las manos y los dedos laxos y flexibles. Relaja los tobillos y los pies y manténlos flexibles.
- Mantener las rodillas y los codos ligeramente doblados.

- Estar enfadado, deprimido, cansado o enfermo incrementa la tensión y el dolor.
- Los brazos y las manos tensos pueden ser los causantes del dolor cervical y de nuca.
- Las piernas y los pies tensos pueden ser los culpables de los dolores de la zona inferior de la espalda.
- Las exigencias de nuestro estilo de vida nos dejan poco tiempo para estar relajados.

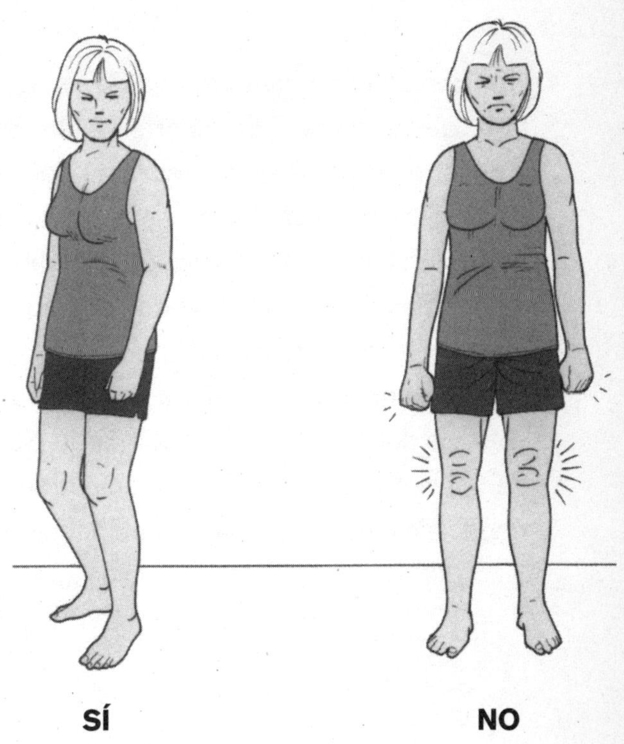

SÍ
NO

Movimiento

 • Nuestros antepasados nunca dejaban de moverse. Trepaban a los árboles, cazaban, corrían y gateaban.

 • Nos hemos convertido en una raza sedentaria, que prefiere el transporte motorizado a nuestros propios pies y relajarse delante del ordenador o de la televisión a dar un paseo. En términos económicos, los empresarios pierden millones de dólares, libras, francos, la moneda que sea, o se gasta en asistencia médica cada año porque la gente sufre de dolor de espalda, que a largo plazo se convierte en un problema más grande, especialmente en el mundo occidental.

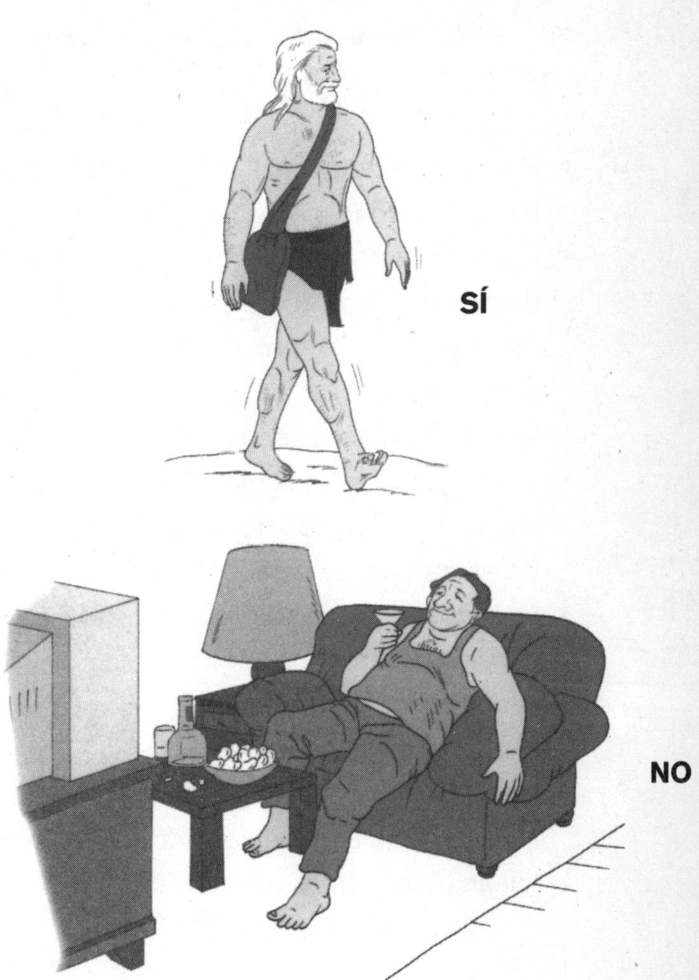

SÍ
NO

Cuerpo, mente y actitud

¿Por qué tanta gente sufre dolor de espalda o de nuca?

- Puede que tengamos muchas cosas que hacer y poco tiempo para dedicarles.
- Quizá haya demasiadas presiones en la vida moderna. ¿Perderé mi trabajo esta semana o la que viene? ¿Cómo voy a pagar las facturas?
- Somos demasiado sedentarios.
- Cada generación es más alta pero los objetos que utilizamos no se han adaptado a las alturas de las personas.
- La población envejece. ¿Soportará nuestra espalda todos estos años de más?
- Todos estos y más factores se acumulan provocando tensión y estrés.
- Un cuerpo tenso necesita un desahogo. De no ser así, tendremos dolor de espalda, cefaleas o problemas digestivos.

- Estamos tan ocupados que no nos damos cuenta de los primeros síntomas que indican un problema que, a largo plazo, puede convertirse en crónico.

¿Qué podemos hacer?

- Mantenernos en forma y caminar: ¿Sabías que el 80 % del dolor de espalda se puede deber a la falta de ejercicio?
- Aprender a controlar el estrés: es más fácil decirlo que hacerlo, pero sigue leyendo, to ayudará.
- Pedir consejo: a un terapeuta ocupacional o a un fisioterapeuta, o en una escuela de la espalda.
- Perder peso: especialmente si tu barriga ha empezado a ser prominente.
- Beber mucha agua cada día.
- Tomarte 5-10 minutos para estar solo, tumbarte y no pensar en nada.

¿De dónde viene mi dolor?

- La columna vertebral de los seres humanos proporciona un soporte a la cabeza y al cuerpo y protege la médula espinal.

- La columna debe ser flexible y fuerte. Por este motivo poseemos huesos denominados vértebras, separados por amortiguadores llamados discos.

- Las vértebras del cuello y de la parte inferior de la espalda son más flexibles. En estas zonas ocurren problemas a menudo.

- En la evolución de mono a hombre, los discos se fueron adaptando para poder sostener el peso del cuerpo y la columna vertebral formó tres curvas: una en el cuello, otra en la parte superior de la espalda y la última en la parte inferior.

- Tenemos veinticuatro vértebras. Nuestros músculos y ligamentos (un tipo de correas elásticas) nos ayudan a mantener la espalda recta.

- El interior de los discos es blando y el exterior fibroso. Después de los 25, los fluidos lubricantes de los discos se empiezan a secar y se desgastan.

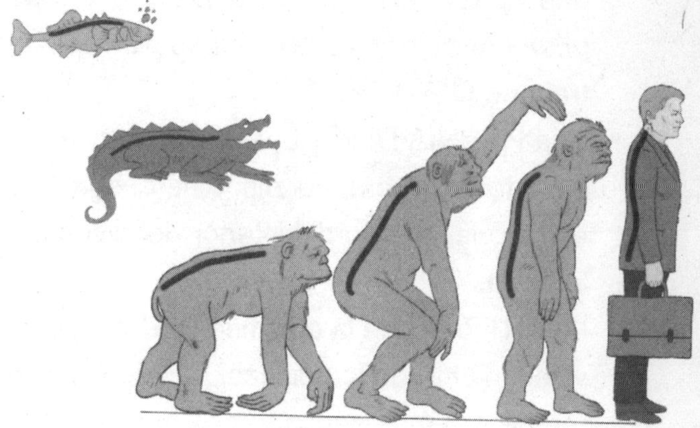

- El envejecimiento de los discos tiene lugar a velocidades distintas dependiendo de lo bien o mal que los hayamos utilizado a lo largo de nuestra vida.

- Si los nervios de alrededor del disco se irritan, provocan una contractura muscular o un espasmo denominado LUMBAGO.

- Podemos notar una presión en un disco que toca un nervio. Esta presión puede provocar dolor en una o ambas piernas. Se trata de CIÁTICA.

- Una HERNIA DISCAL se produce cuando el material fibroso del disco se desgasta y el material blando del interior del disco sale fuera.

- La ARTRITIS de la columna se debe al envejecimiento de los discos, que se vuelven más finos, más secos y más duros y ejercen más presión en las articulaciones de las vértebras y a menudo en los nervios.

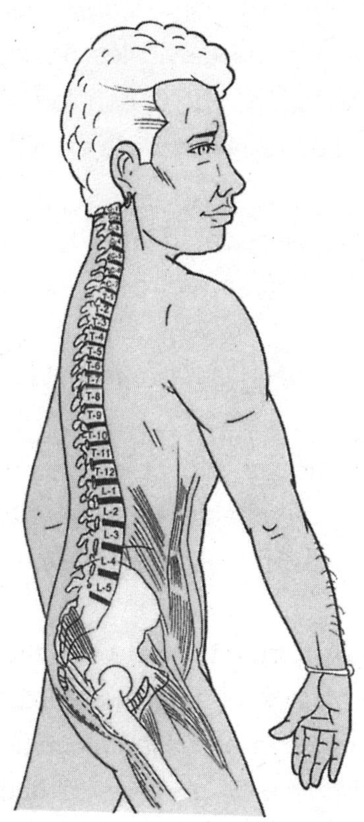

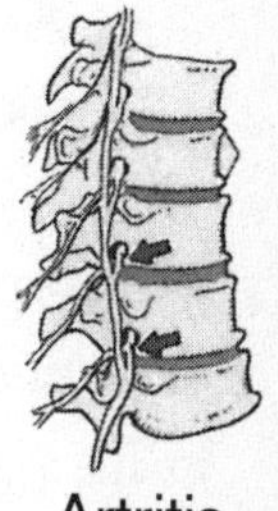

Artritis

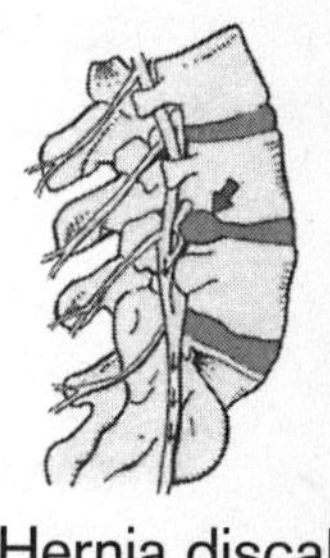

Hernia discal

¿Qué hacer si de repente me duele la espalda?

- El dolor repentino se puede deber a un mal gesto, a una carga pesada o al estrés. Los músculos se contraen y como consecuencias podemos tener: las cervicales rígidas, dolor en la parte superior de la espalda superior, dolor en la parte inferior de la espalda.

- El reposo es esencial, con un cojín duro en el cuello y en la espalda y otro debajo de las piernas.

- Coloca una bolsa de agua caliente en la zona afectada.

- Consulta con el médico si el dolor persiste más de 48 horas. Probablemente te recomendará tratamiento medicamentoso y masaje.

- Transcurridas 24 horas, túmbate en la cama y realiza los cuatro ejercicios de estiramientos que presentamos a continuación (*véanse ilustraciones*). Si el dolor se hace más fuerte, no continúes, pruébalo al día siguiente.

- Relájate, lee o escucha música suave. ¡Se te pasará!

EJERCICIOS PARA REALIZAR DURANTE –O CON POSTERIORIDAD A– UNA FASE DE DOLOR DE ESPALDA AGUDO, EN LA CAMA O EN UNA ALFOMBRILLA PARA EJERCICIO EN EL SUELO.

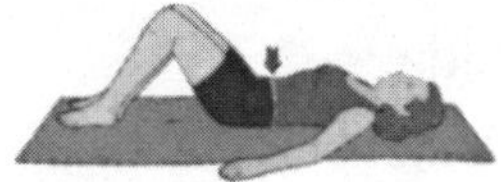

1 Túmbate boca arriba con las piernas flexionadas. Presiona la espalda, a la altura de la cintura, contra el colchón o la alfombrilla. Aguanta y descansa 3 o 4 veces.

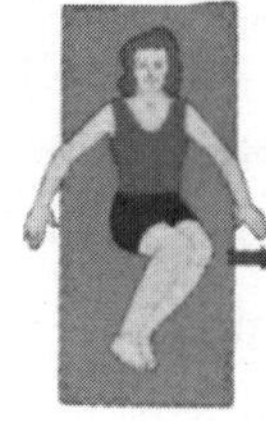 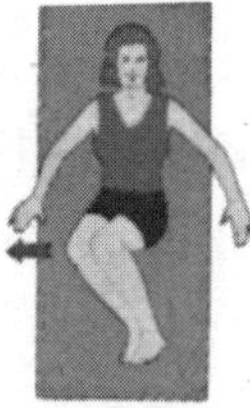

2 Con las piernas flexionadas, muévete de izquierda a derecha, de derecha a izquierda 3 o 4 veces.

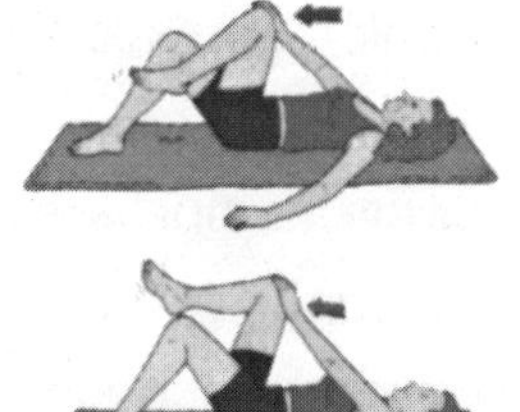

3 Tumbada, con las piernas flexionadas. Apoya la cabeza en un cojín y levanta una pierna hacia el pecho, presiona con la mano derecha la rodilla izquierda en la superficie. Mano izquierda, rodilla derecha, presión en la superficie. 3 o 4 veces.

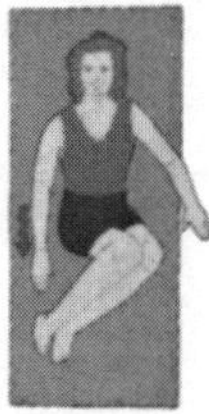

4 Desliza el cuerpo de lado a lado. Intenta tocarte el anca con la mano. 3 o 4 veces.

El cuerpo como una unidad

- La habilidad de relajar la mente también puede incidir en la distensión del cuerpo y, en concreto, de la espalda.
- Los estiramientos o los ejercicios de relajación de la cabeza a los pies ayudan a mantener el cuerpo entero en plena forma.

- El dolor se localiza en una parte pequeña y específica del cuerpo, pero tiene la habilidad de extenderse hacia otras partes mediante tensos movimientos.
- El dolor en una rodilla o en un tobillo puede acabar derivando en dolor de espalda o de cadera.
- El dolor en la nuca o en los hombros se puede transferir a la parte superior o inferior de la espalda o viceversa, especialmente si estamos tensos o pensamos negativamente.

Dientes

- ¿Haces rechinar los dientes? Si la respuesta es afirmativa probablemente seas una persona nerviosa, puede que duermas y te muevas de forma tensa y tienes riesgo de sufrir dolores de espalda.

- Una mandíbula tensa con dientes apretados traslada la tensión a la nuca, la espalda central y puede influir a la parte inferior de la espalda.

- Hazte una revisión en el dentista para ver si cierras la mandíbula de forma correcta. Quizá te recomiende utilizar un protector dental, especialmente por la noche, que te detendrá el rechinar de dientes consiguiendo una rebaja en la tensión.

- Cada mañana, delante del espejo del lavabo, realiza ejercicios de estiramientos con la boca y la mandíbula. Pronuncia exageradamente las vocales AEIOU.

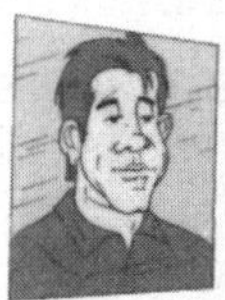
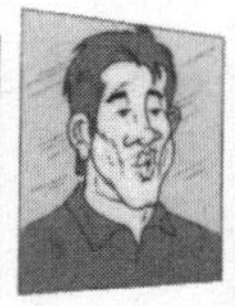
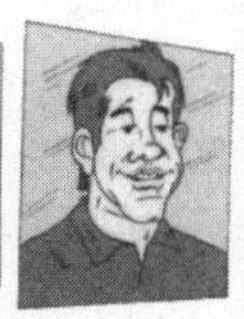
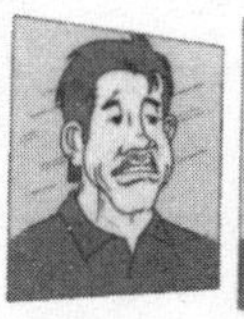
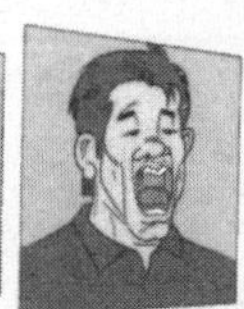

Pies

- Pies en malas condiciones = Espalda en malas condiciones
¿Cuánto tiempo hace que no te cuidas los pies? Observa las suelas de los zapatos. ¿Están desgastadas? Caminar hacia fuera, hacia dentro o con los talones puede influir en la postura, crear tensión y provocar dolor.
- Los zapatos con talones altos son estéticos pero destructores para tu espalda. Escoge un tipo de calzado con un tacón bajo, no un zapato plano sin arco de soporte.

- Descálzate. Colócate de pie encima de una bola de tenis y dales un masaje a tus pies. Esta técnica te enseñará a sentir tus puntos de presión.
- Visita a tu podólogo regularmente para retirar las durezas y los callos.
- Ponte zapatillas deportivas con suela cómoda y un arco de soporte, o zapatillas de andar por casa, sobre todo si los suelos son duros.

- Coloca una plantilla en los zapatos que vayas a utilizar. Te ayudará a absorber los impactos de los suelos duros. Cálzate con zapatillas deportivas cuando vayas de compras.
- Soportes podológicos personalizados pueden ser necesarios en caso de problemas crónicos.

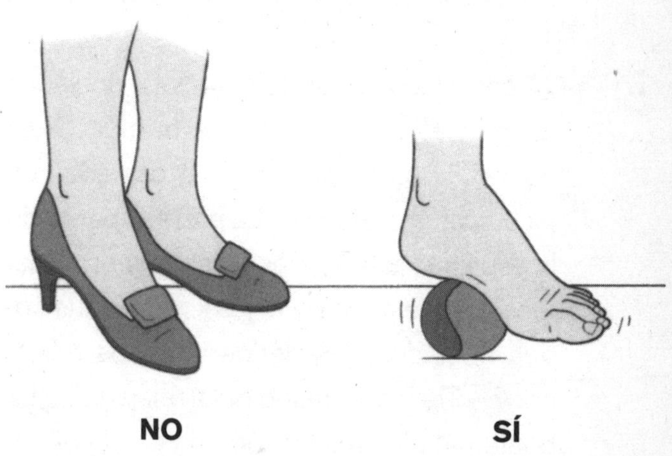

La postura

¿Quién eres? Defínete según estas dos opciones. Están tus:

- ¿Rodillas hacia dentro cuando estás de pie? ¿Caderas inclinadas, estómago hacia fuera y parte inferior de la espalda arqueada? ¿Tienes la zona cervical curvada? ¿Tienes los hombros hacia delante o subidos y tensos? ¿Están tus codos rígidos y tus manos cerradas, especialmente cuando te levantas por la mañana? ¿Tienes la mandíbula tensa? ¿Te duelen habitualmente las sienes? ¿Tienes la cabeza y la barbilla hacia delante?

- ¿Tienes las rodillas ligeramente dobladas cuando estás de pie? ¿La barriga hacia dentro, la parte inferior de la espalda con su curvatura natural? ¿La parte superior de la espalda recta? ¿Tienes los hombros distendidos, relajados y flojos? ¿Están tus codos doblados, tus dedos y manos relajados? ¿Tienes la mandíbula relajada? ¿La postura de la cabeza cómoda con la barbilla hacia adentro?

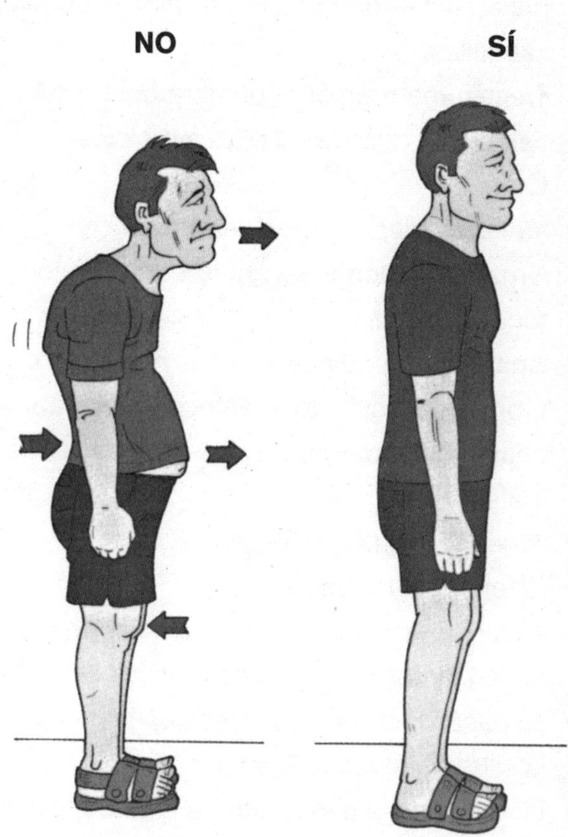

**¡¡SER CONSCIENTE DE LA POSTURA QUE ADOPTAS
ES EL PRIMER PASO PARA MEJORARLA!!**

Estrés y tensión

- El despertador suena a las 6:30 de la mañana, saltas de la cama, tropiezas con las zapatillas.
- Tienes una reunión a primera hora, no hay tiempo de duchas, ni para ejercicios.
- Café.
- Ya llevas diez minutos de retraso.
- Un atasco increíble, gritas como un loco, tocas la bocina.
- Aparcas con quince minutos de retraso.
- Corres desesperadamente, olvidaste abrocharte los zapatos, ¡casi te rompes la crisma!
- Jadeando, sudado, llegas.
- El jefe está furioso.
- Abres la ventana, hace tanto calor, te sientas en la corriente de aire.
- Te pasas todo el día sentado en la punta de la silla. ¿Me van a despedir?
- Llegas a casa a las siete de la tarde, la nevera está vacía, una montaña de facturas, sin dinero para pagarlas, te vas a la cama, piensas en el jefe y en el dinero toda la noche.

Al día siguiente... la espalda me está matando, nunca me había pasado antes, me pregunto a qué se debe.

Cómo afrontarlo

- El despertador suena a las seis y cuarto, dos minutos para estirarme, pensar en la jornada y planificar, estirar los brazos, las piernas, doblar las rodillas, alisar la parte inferior de la espalda y de la cintura en el colchón, espirar despacio y exhalar poco a poco.
- Sales de la cama muy despacio, tomas una larga ducha de agua caliente y realizas cinco minutos de estiramientos en el suelo.
- Tomas un vaso de agua o de zumo de frutas con el desayuno.
- Un atasco impresionante, te pones música relajante, te puedes permitir el atasco.
- Aparcas, andas despacio hacia la oficina, respiras profundamente.
- «Buenos días, jefe», gran sonrisa.
- Te sientas cómodamente en tu mesa, con un buen soporte para la espalda, te levantas y te estiras mientras hablas por teléfono.

- Llegas a casa a las 6 de la tarde, vas a comprar tranquilamente al supermercado, planificas cómo pagar las facturas, tomas una cena relajante, te acuestas y lees durante diez minutos; duermes bien.

O bien:

- No necesitas despertador, los niños y los bebés, todos gritan desde las 6 de la mañana, tu marido no tiene camisas limpias, la lavadora se ha estropeado, el bebé está enfermo, llora toda la mañana, finalmente consigues vestirte a eso de la hora de comer, coges el bebé en brazos y aspiras la moqueta, cambias las sábanas, limpias el piso inferior con el bebé en brazos y dos niños pequeños, vas al supermercado, cargas con los niños para meterlos y sacarlos del coche, cargas con dos bolsas de comestibles, dos envases de bebida y los subes tres pisos con los niños. Bañas a un niño de 12 kilos, suena el teléfono, haces un movimiento brusco para cogerlo, ¡qué dolor, me he partido la espalda!

O bien:

No necesitas despertador; los niños y los bebés gritan desde las seis de la mañana. Todos a la cama con papá, quince minutos sola en el baño, ducha o baño, cinco minutos de estiramientos en el suelo del baño o de otra habitación con la puerta totalmente cerrada, muévete y vístete despacio, respira profundamente, bebe mucha agua, no te olvides de comer. Planchaste cuando los niños dormían la siesta, hay un montón de camisas limpias. El bebé está enfermo, o sea, que la aspiradora puede esperar. Ve despacio al supermercado con los niños, con una mochila, compra sólo la comida que quepa en la mochila, que no pese mucho, ya harás una compra grande el sábado con tu marido. Baña al bebé arrodillada en el suelo, el teléfono suena pero el contestador automático está puesto, ya volverán a llamar, recuerda que debes mantener el estómago apretado cuando saques el niño de la bañera. ¡Te sientes de maravilla!

Menopausia y depresión

Hombres y mujeres

 • La depresión o el sentimiento de inadecuación, de fatiga constante, de ansiedad, de incapacidad para funcionar normalmente o de enfrentarte a las cosas, o un deseo de esconderse del mundo puede suceder en cualquier etapa de la vida, pero a menudo ocurre en los hombres y en las mujeres cuya edad oscila entre finales de los cuarenta y principios de los cincuenta. Normalmente estos sentimientos se acompañan de un incremento de dolores, especialmente dolor de espalda.

• La menopausia o el cambio de vida está físicamente relacionado con cambios en la estructura hormonal tanto en los hombres como en las mujeres, pero los factores externos también juegan un papel importante en esta etapa de la vida.

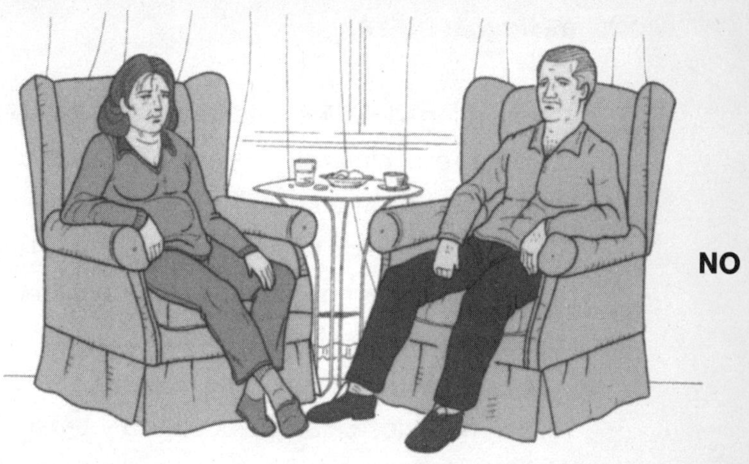

NO

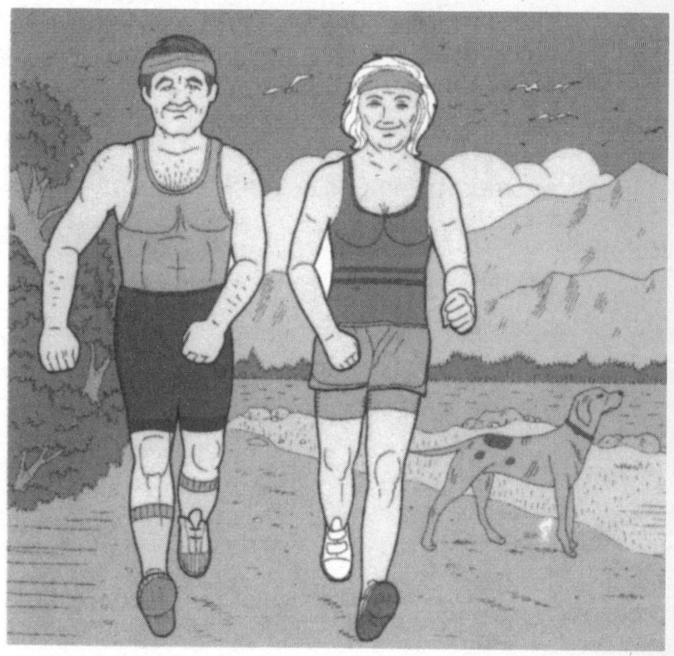

SÍ

Menopausia masculina

- Ya has llegado a los cincuenta, el pelo se debilita, ese cinturón que en su día abrochaba perfectamente en la cintura, ahora lo colocas debajo de una prominente tripa. Ya no te quieren en el trabajo, eres demasiado mayor y no estás en forma, las miembros del sexo opuesto ya no te miran como solían hacerlo. Estás preocupado y tenso, todavía faltan quince años para la jubilación, tienes muchas cargas económicas, no puedes cumplir las demandas físicas del trabajo. Tomas otra copa de vino o güisqui mientras piensas en ello. De repente, la espalda te empieza a doler por las mañanas, ¡debes hacer algo! Te apuntas a un gimnasio, te vuelves loco con un programa de culturismo pensado para chicos de treinta años, o empiezas a correr 10 km sin preparación previa, te machacas la espalda de nuevo y acabas en cama durante dos semanas. Te sientes deprimido.

 • Ya tienes cincuenta años, es hora de poner un poco de paz a tu vida. Si antes no habías tenido tiempo para hacer deporte o ejercicio, ha llegado la hora de empezar, ¡pero despacio! Anda animadamente durante una hora dos veces a la semana en suelo blando, con un buen par de zapatillas deportivas, balancea los brazos. Pon la mente en blanco, no pienses en nada, observa la naturaleza a tu alrededor, no cuesta nada. Sigue el consejo de un profesional, aprende cómo estirarte y relajar los músculos antes de cualquier actividad deportiva. Date una ducha inmediatamente después de los ejercicios que te hayan hecho sudar. Date tiempo y espacio para relajarte, controla tu dieta y la ingesta de bebidas alcohólicas. Hazte revisiones médicas periódicamente.

Acepta tu edad: ¡vivirás muchos años!

Menopausia femenina

- Los hijos ya se han ido de casa, oyes el tic-tac del reloj, sientes que tu principal papel en esta vida se ha terminado. Ya no te cabe nada de lo que hay en el armario, odias mirarte al espejo. Todas las mujeres jóvenes, con cochecitos de niños, parecen colegialas. La espalda se te pone tensa por las mañanas, te duele cuando realizas las tareas del hogar no vas a poder sentarte cómodamente nunca más. Te sientes desgraciada.

- Tienes más tiempo, ¡aprovéchalo!
- Túmbate en la cama o en el sofá con un soporte firme debajo de la nuca y de la espalda superior, mantén recta la parte inferior de la espalda, utiliza una bolsa de agua caliente o un cojín eléctrico si te duele la espalda. Quédate así durante quince minutos cada día.
- Camina vigorosamente al menos media hora diaria sobre suelo blando. Utiliza zapatillas deportivas con plantillas y balancea los brazos. Olvídate de todo, no pienses en nada.
- Cómprate un perro si te sientes sola, colócale una correa corta para que esté cerca de ti, es mejor para tu espalda.
- Las estimulaciones física e intelectual que te puedan proporcionar tus aficiones, clubes o deportes son formas excelentes de mantener una mente sana. Pero recuerda que debes ir cambiando de posición con frecuencia si estás sentada o de pie para no dañar la espalda.

Dieta

- Un exceso de dulces y comida grasa, demasiado vino o cerveza, poca agua, comidas poco regulares, etc. Pueden provocar problemas digestivos, de sobrepeso, dolores de espalda y otros riesgos para la salud.
- Si tienes sed, significa que has esperado demasiado para beber.

- Bebe por lo menos un litro de agua diaria en pequeñas cantidades con frecuencia antes de sentirte sediento.
- Tres comidas equilibradas al día te ayudarán a mantener un cuerpo sano.

Fumar

- **¡NO FUMES!**
  No sólo provoca riesgo de que se sequen los discos de las vértebras, sino que además fumar te mata día a día, y también a los que están a tu alrededor.

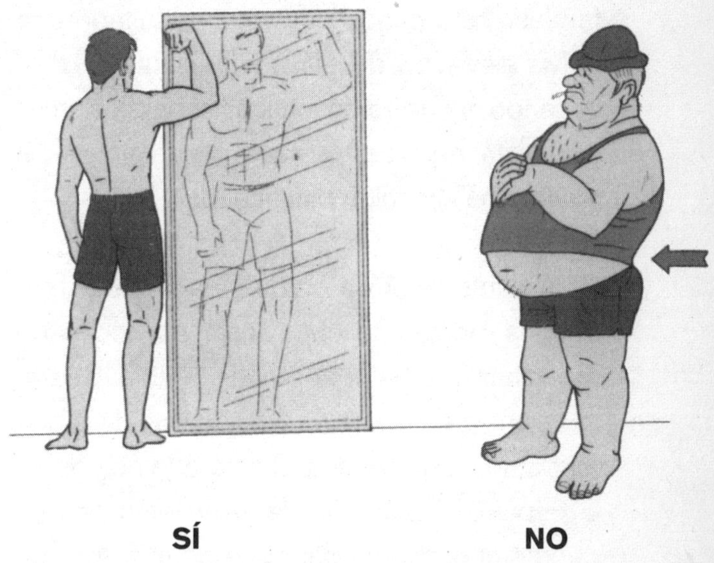

SÍ
NO

Actividades cotidianas

Inclinación pélvica

Algunos grupos de músculos de la espalda se pueden volver más cortos y más tensos que otros. A menudo se debe a la falta de ejercicio o de estiramientos y a malos hábitos posturales. Esto puede dar como resultado una pelvis elevada y desplazada hacia atrás, provocando lo que se denomina «espalda plana», o si está desplazada hacia delante y hacia abajo, una «espalda balanceada».

Para mantener una espalda sana mientras realizamos las tareas cotidianas, es necesario mantener una cintura pelviana flexible. Se trata de una de estas partes del cuerpo de la que tendemos a olvidarnos (¡hasta que nos duele la espalda!). Mantener la flexibilidad pélvica debe empezar a formar parte de nuestra vida diaria.

SÍ

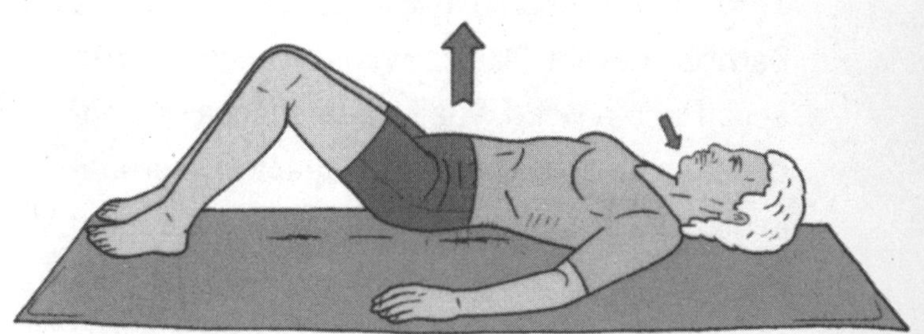

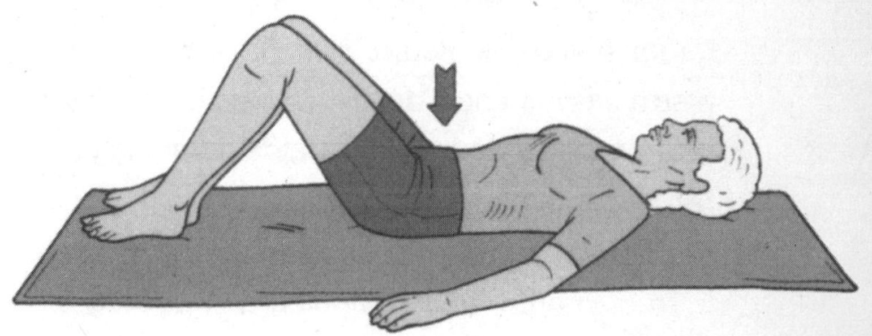

Comprende lo que significa mantener la zona pélvica flexible (inclinación pélvica)

 Túmbate en el suelo, dobla las rodillas, baja la barbilla. Levanta las caderas y cuenta hasta seis. Poco a poco, vuelve a descansar las caderas hasta que la espalda entera toque el suelo. Tensa los músculos abdominales y aprieta la parte inferior de la espalda (¡no las nalgas!) contra el suelo. Cuenta hasta 6 y descansa.

O bien:

De pie contra una pared, con los hombros pegados a la pared, las rodillas flexionadas, los pies a una distancia de 30 cm de la pared. Baja la barbilla y aprieta la espalda contra la pared. Cuenta hasta seis y descansa.

- Para asegurarte de que lo has hecho correctamente, pide a alguien que deslice la mano entre tu espalda y la pared a la altura de la cintura. Si no puede, has realizado el ejercicio correctamente.
- Bajar la barbilla con los hombros pegados a la pared también te asegura la posición correcta de cabeza y nuca.

SÍ

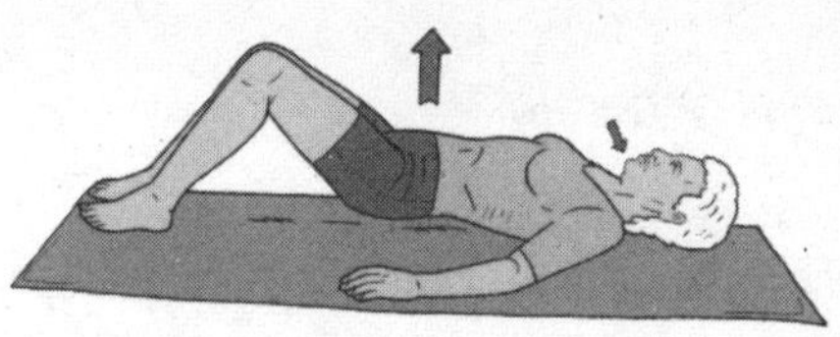

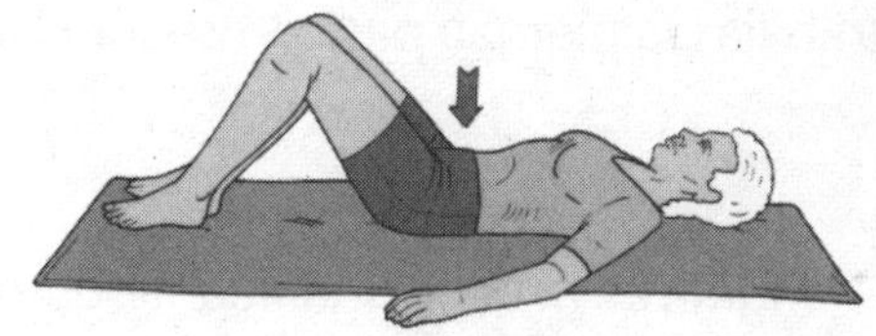

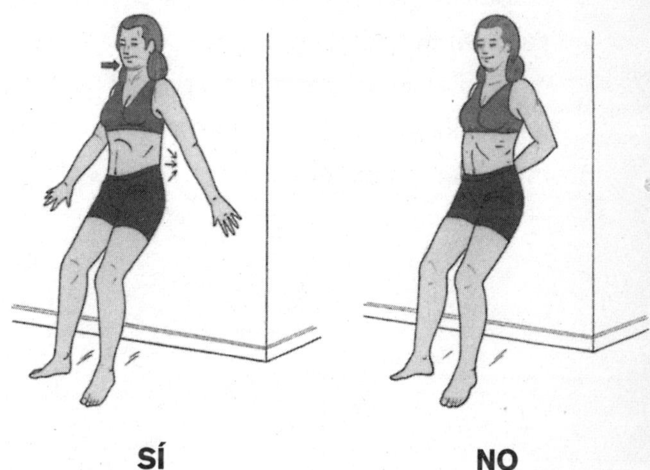

SÍ

NO

En casa

Normas generales

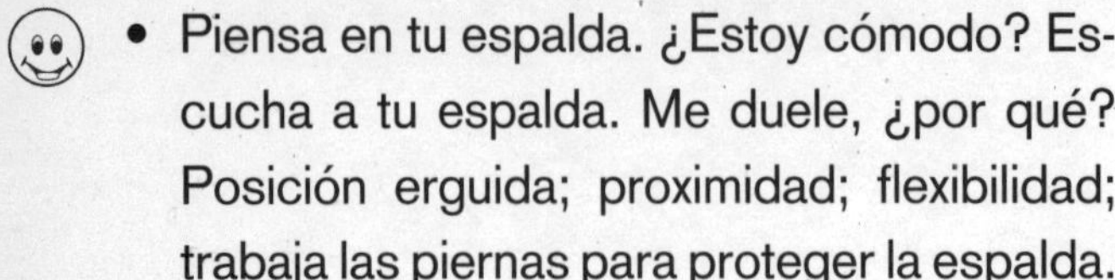

- Piensa en tu espalda. ¿Estoy cómodo? Escucha a tu espalda. Me duele, ¿por qué? Posición erguida; proximidad; flexibilidad; trabaja las piernas para proteger la espalda.

- No ignores ni un insignificante dolor de espalda, empeorará si no haces nada para solucionarlo. No hagas demasiadas cosas en un día. Un pinchazo repentino en la espalda sin razón aparente es tu cerebro avisando a tu cuerpo que debe ir más despacio. No estés sentada ni de pie sin cambiar de posición durante mucho rato. Evita los movimientos extremos.

NO

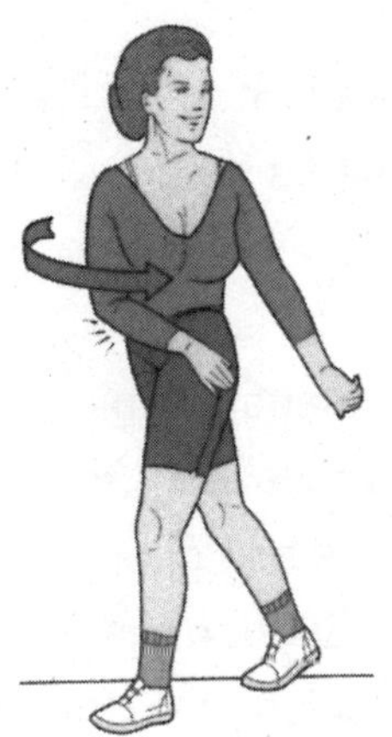

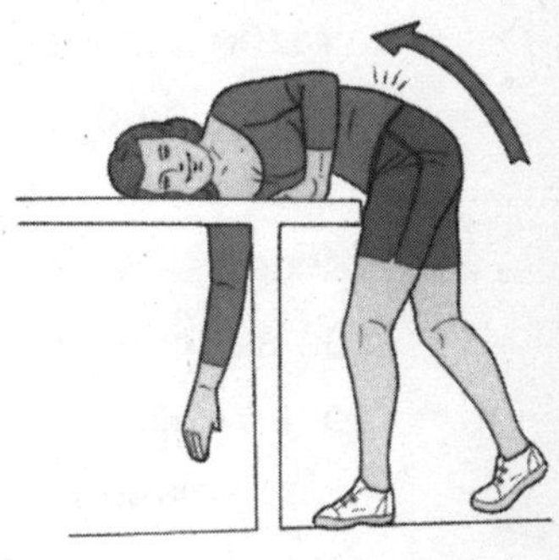

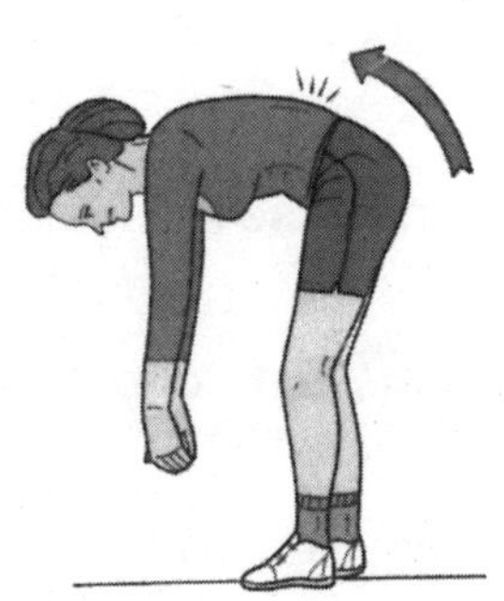

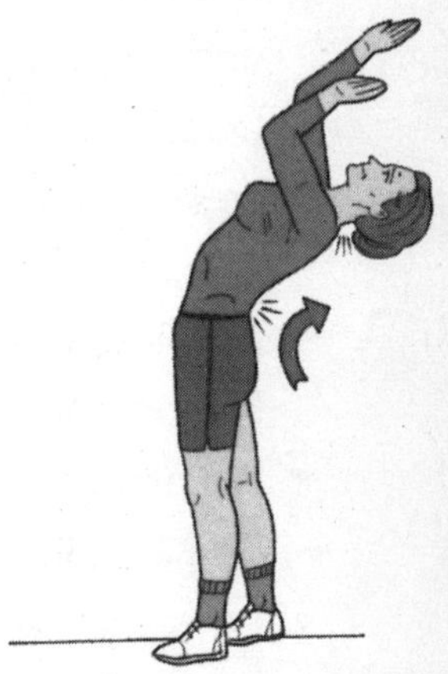

Camas y habitaciones

- Pasamos casi un tercio de nuestra vida en la cama.
- Nos movemos 250 veces cada noche. Es la razón por la cual la vida media de un colchón es de ocho años.

- Escoge una cama cuya base sea flexible y que se mueva cuando tú te mueves. Opta por un colchón que se amolde a tu cuerpo, ni muy blando ni muy duro. Si duermes en pareja es mejor utilizar dos colchones para una cama, cada uno adaptado al peso de cada persona.
- Duerme con una almohada terapéutica que se adapte a la curva del cuello.

- No elijas un colchón con una base rígida ni listones de madera rígidos.
- No escojas un colchón demasiado duro ni demasiado blando.
- La cama no debe ser demasiado baja. Un somier a 30 cm del suelo es lo adecuado.
- No duermas con corriente de aire. La espalda debe estar caliente durante la noche.

Dormir sin almohada o con una o dos almohadas de plumas suaves dejan la nuca sin soporte. ¡Evítalo!

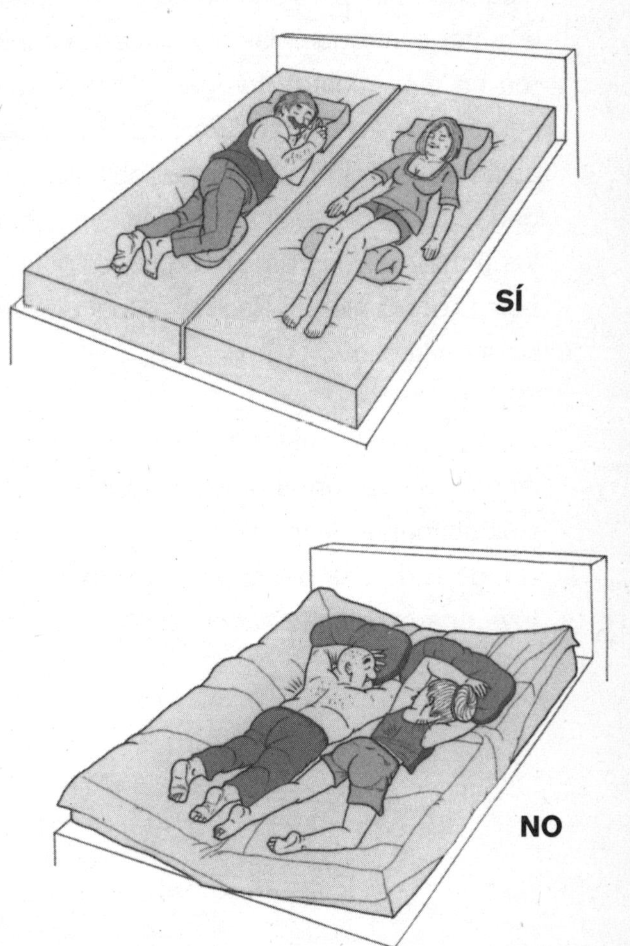

En la cama

 • Para acostarte: siéntate en el borde de la cama, ayúdate con las manos si la cama está baja, haz presión con las manos para levantar e introducir las piernas en la cama (en un movimiento), túmbate de lado con las rodillas flexionadas. Para tumbarte boca arriba, imagina que tus rodillas están pegadas. Gira con un solo movimiento, con los hombros y las caderas a la vez. Utiliza este procedimiento a la inversa para levantarte de la cama.

• Acostarte de forma violenta, tumbándote violentamente desde la posición de sentado, dejando una pierna en el suelo constituye una excelente manera de acabar con tu espalda.

¡FLEXIBILIDAD!

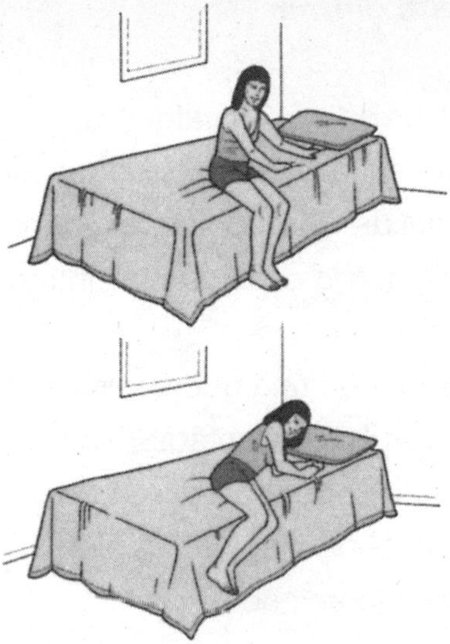

SÍ

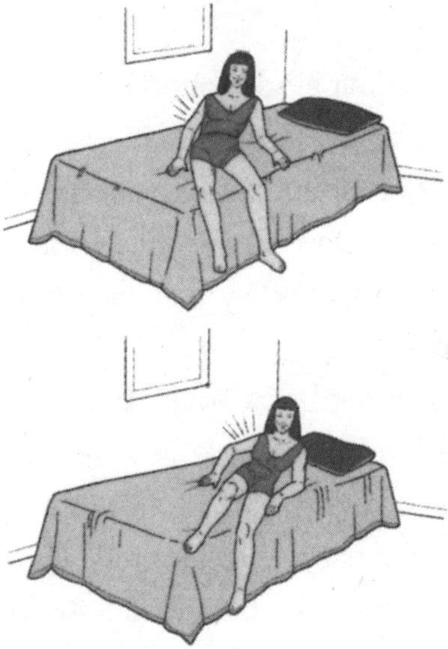

NO

Posiciones para dormir

- Boca arriba, con la cabeza apoyada en una buena almohada, las rodillas flexionadas encima de un soporte en forma de rollo. Revisa que la espalda y la cintura toquen el colchón.
- De lado, con una buena almohada, la pierna de arriba adelantada de modo que permita a la cadera estar relajada. Utiliza una almohada para apoyar la pierna superior si lo consideras necesario.

- Evita dormir sin almohada o con almohadas demasiado blandas.
- Evita dormir boca arriba con las piernas estiradas. Esta postura arquea la parte inferior de la espalda y deja la zona lumbar sin soporte.
- Evita dormir boca abajo. Esta posición exagera la curvatura de la zona lumbar, descansa la nuca y los hombros e impide respirar. Si tienes que dormir en esta posición, coloca un cojín blando debajo de tu estómago.

Material

Almohada ortopédica

Rollo para apoyar las rodillas

Colchón y somier flexibles

SÍ

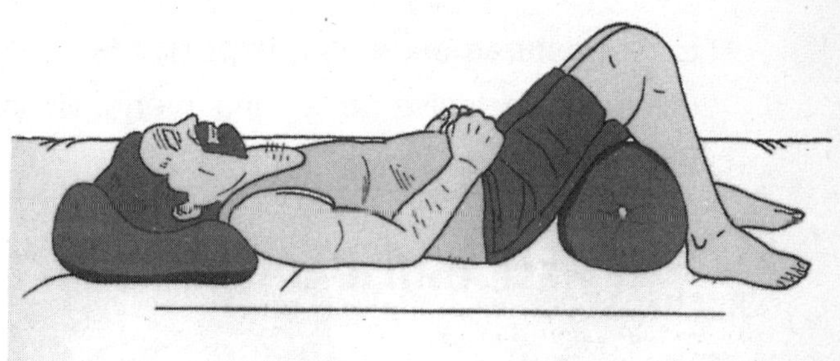

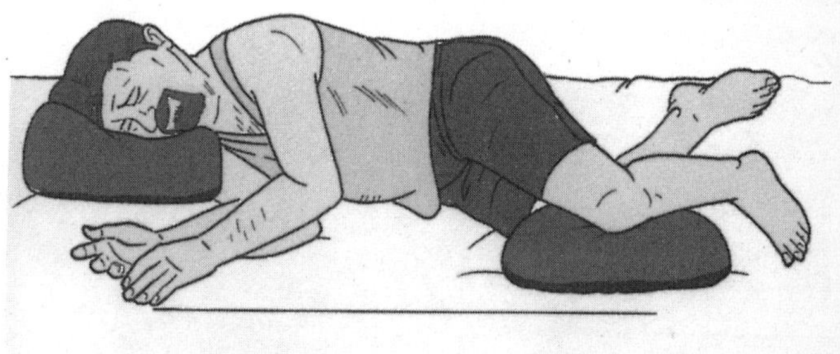

Vida sexual

- Existen múltiples formas de demostrar el amor y obtener placer sin necesidad de romperse la espalda. No hay ninguna posición poco recomendable. Sé creativo y busca el confort y el placer.
- De lado, sentado o tumbado es preferible.

- Evita posturas extremas, especialmente la extensión excesiva de la zona inferior de la espalda.

¡FLEXIBILIDAD!

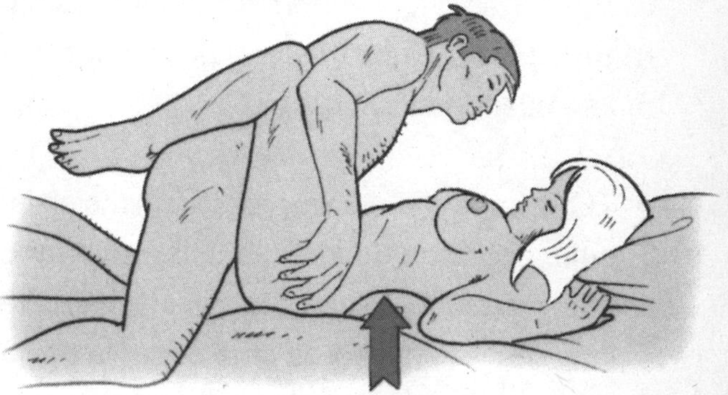

NO

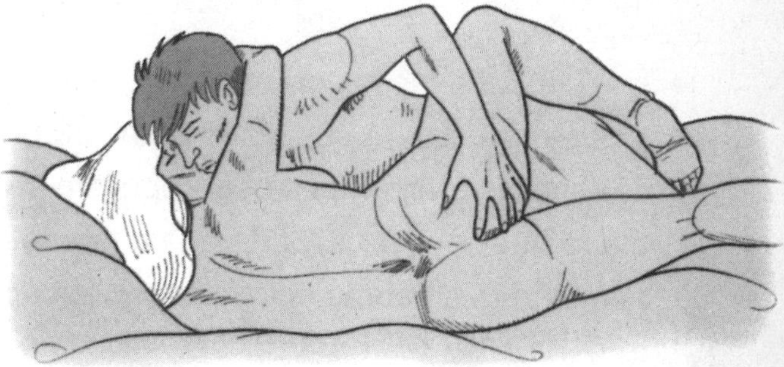

SÍ

El baño

Las primeras horas del día, antes de salir de casa, son las que comportan más riesgos para tu espalda. Debes estar atento, especialmente cuando vas al baño.

- ¿Qué haces habitualmente? Te miras al espejo, bostezas, te inclinas sobre el lavabo con las rodillas tiesas y te lavas la cara. Te levantas violentamente para coger la pasta de dientes y repites el movimiento; las rodillas rectas, la espalda curva, etc. ¡Supone un alto riesgo!

- Lo que deberías hacer: mírate en el espejo, bosteza, apoya una mano en el lavabo, flexiona las rodillas, pon el pie opuesto a la mano que sirve de soporte en un taburete pequeño que habrás colocado previamente debajo del lavabo. Inclínate, levántate y repite el movimiento tantas veces como quieras sin riesgo alguno para la parte inferior de la espalda. Cambia de mano y pie regularmente.

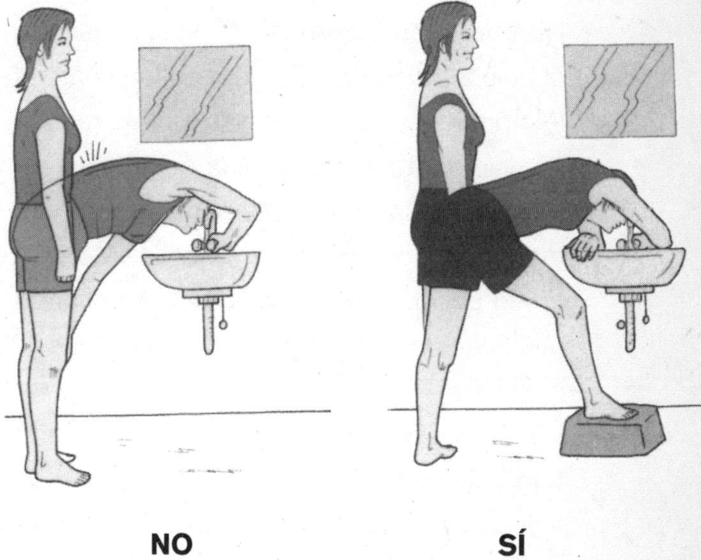

NO　　　　　　**SÍ**

- La ducha con suelo antideslizante es mucho más segura para la espalda que una bañera. Trata de lavarte el pelo en la ducha. Si utilizas una bañera, usa barandillas para poder sujetarte, mantén las rodillas flexionadas, el estómago apretado y las nalgas contraídas cuando entres y salgas de la bañera.

- Normalmente, ¿qué haces? Has de lavarte el pelo a toda prisa. Coges bruscamente el teléfono de la ducha, con las rodillas rectas, apoyado sobre una espalda completamente curva, te lavas el pelo, buscando al mismo tiempo el champú y la toalla. Me pregunto por qué me duele la espalda cuando me levanto... ¡Supone un alto riesgo!

- Lo que deberías hacer: La gente de estatura baja se debe apoyar con una mano en el lado opuesto de la bañera, descansar la rodilla contraria en la bañera, y a continuación inclinarse para lavarse la cabeza. La toalla y el champú deben estar al alcance. La gente alta deberían arrodillarse en el suelo encima de una toalla, apoyarse en la bañera y lavarse el pelo. Para levantarse, colocar las manos en el borde de la bañera y darse impulso.

Necesitas:

Taburete pequeño de unos 10-15 cm de altura
Alfombrilla antideslizante
Barandillas para sujetarte en la bañera

Personas mayores:

Una tabla para el baño y/o un banco para facilitar la entrada en la bañera o una alfombrilla antideslizante dentro de la bañera. Barandillas para sujetarse en el lavabo y en la bañera.

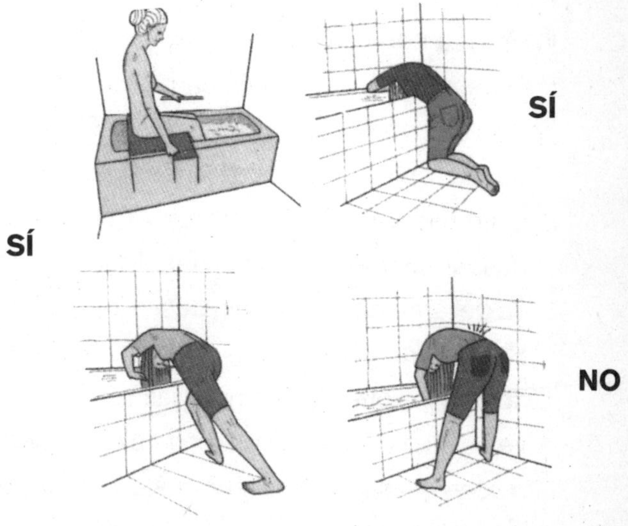

Zapatos, calcetines, medias y las uñas de los pies

- La escena habitual: durmiendo hasta que suena el despertador, un brinco y fuera de la cama, una ducha rápida, ¡la espalda tiesa! Las medias o los calcetines están en el cajón más bajo de la cómoda, buscas los zapatos y están al final del armario, las rodillas rectas, te inclinas. Te mueves rápida y en tensión. Ni siquiera llegas a las rodillas, has de inclinarte completamente para poder ponerte los calcetines/medias y zapatos. ¡Ayuda!

- Prueba con esto: Duerme hasta que suene el despertador, sal de la cama de forma correcta, no olvides la flexibilidad. Date una ducha rápida seguida de unos ejercicios de estiramientos. Arrodíllate en el suelo para buscar las medias/calcetines. Muévete cerca del armario de rodillas, busca los zapatos. Piensa en la inclinación de la zona pélvica, aprieta la zona abdominal y las nalgas, vuelve a levantarte. Colócate los calcetines/medias y los zapatos con un método práctico:

- De pie, un brazo apoyado en la pared o reclinado en la pared.

- Tumbado en la cama boca arriba o de lado.

- Sentado en una silla, con la pierna cruzada. Sentado en una silla con la ayuda de un calzador.

- Sentado en las escaleras, o de pie en el borde de las escaleras, con un pie dos escalones más arriba. O de pie con un pie en un taburete.

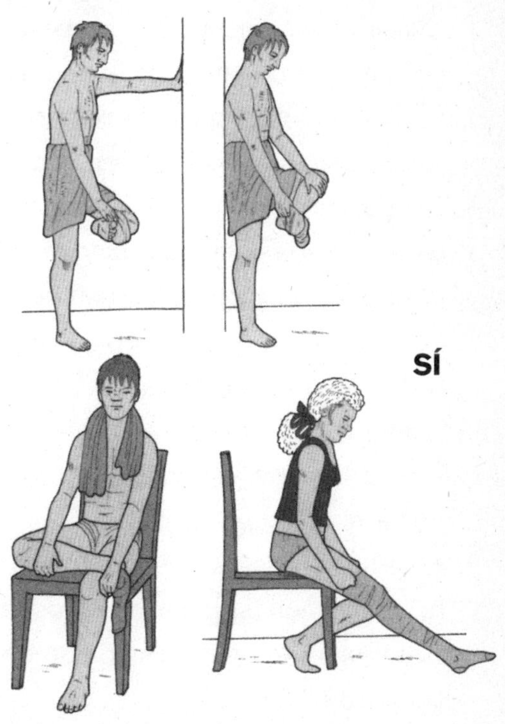

Vestirse

- ¡La imagen es lo que cuenta! Te enfundas en una camisa tamaño diminuto, el cinturón tan apretado que resulta incómodo hasta para poder respirar. El toque final: unos magníficos zapatos de tacón de aguja. ¡Perfecta! Ignoras la tensión cervical y de la parte inferior de la espalda.

- Simplifica las cosas. Puedes vestir igual de elegante pero cómoda. Escoge telas y cortes que permitan tus movimientos, que te dejen inclinar, arrodillar, estirar, coger cosas...
- Asegúrate de que la nuca y la parte inferior de la espalda están apropiadamente protegidas del frío y de las corrientes de aire.
- Lo que coloques en los pies va a ser crucial para mantener una buena o una mala postura, notar dolor en la nuca, los hombros y la parte inferior de la espalda o no sentir ningún tipo de dolor.
- Elige unos zapatos con un tacón de 2 a 4 cm, ni más ni menos. Evita los cordones. Utiliza plantillas que frenen el impacto de los suelos duros.

Ideas útiles para vestirte:

Calzador de mango largo

Subemedias

Taburete de 10-15 cm de altura

Sacazapatos o sacabotas

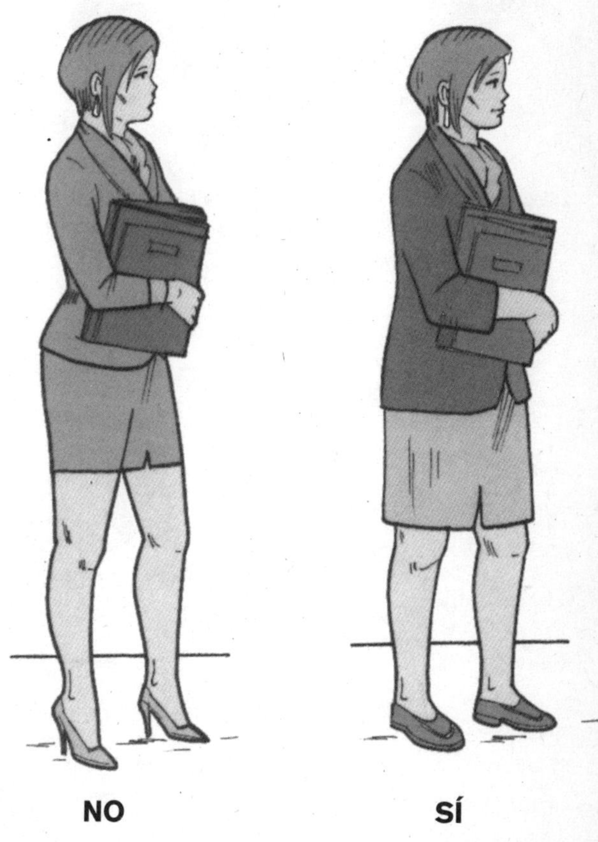

POSTURAS ÚTILES PARA REALIZAR LAS TAREAS DEL HOGAR Y ACTIVIDADES PESADAS

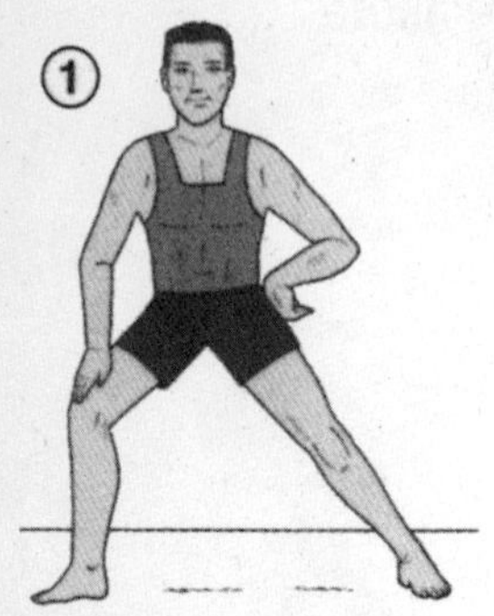

Nalgas apretadas

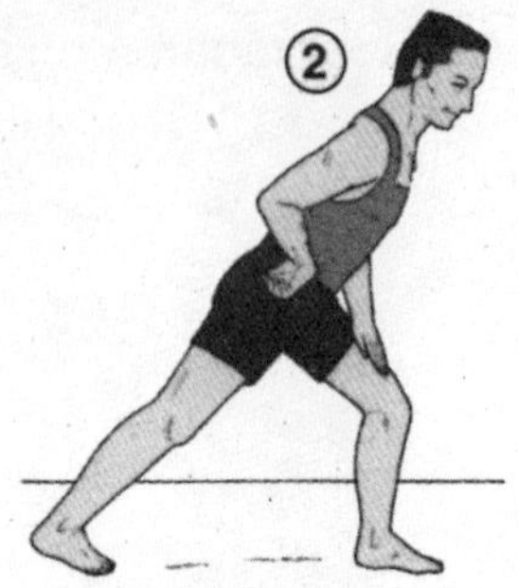

Nalgas apretadas o una
mano apoyada en la pared

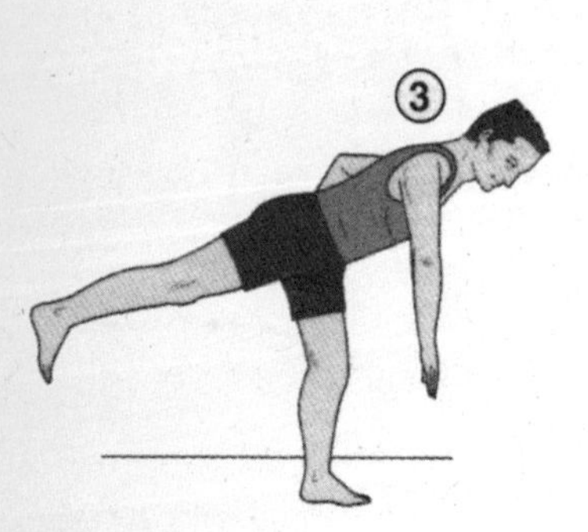

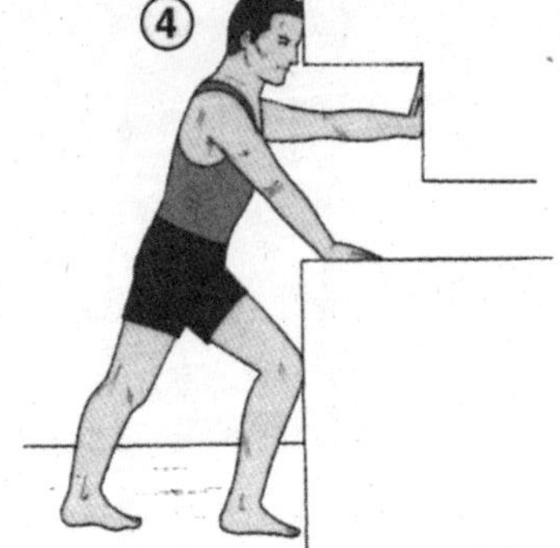

Mantén la espalda recta

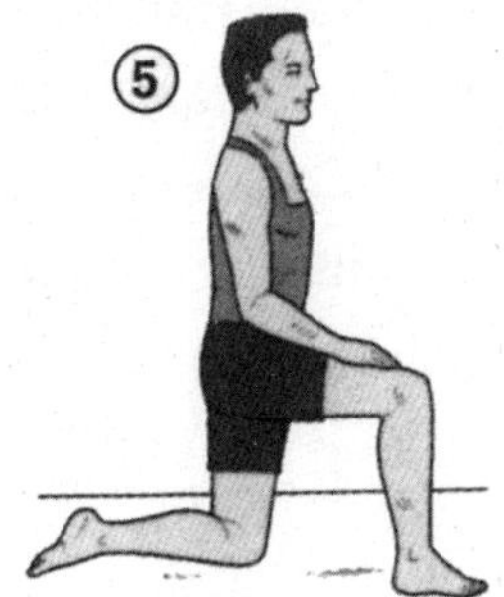

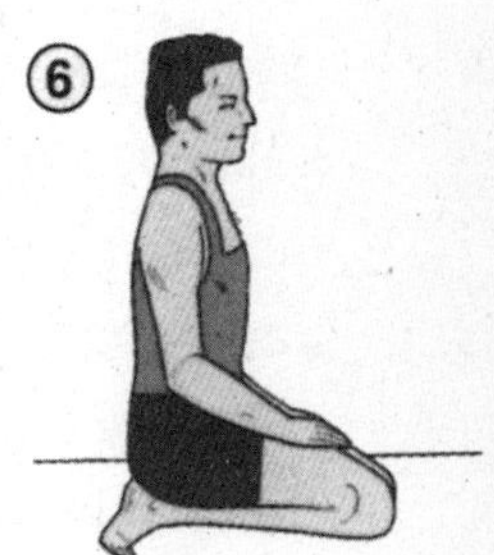

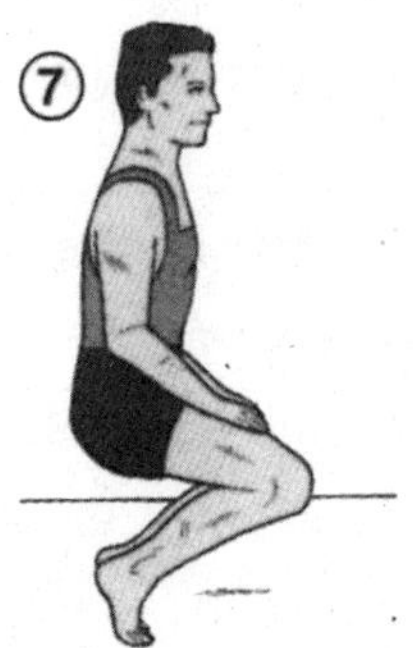

Mantén la espalda recta

En la cocina

Introducción

- A medida que pasa el tiempo, las generaciones cada vez son más altas. Por desgracia, las superficies sobre las cuales trabajamos no se han adaptado de la misma manera y siguen siendo demasiado bajas. Las superficies de la cocina deberían ser entre 5 y 10 cm más bajas que tu codo flexionado en un ángulo de 90°.
- Si las superficies de trabajo son demasiado bajas, compra una tabla de madera gruesa. Te ayudará a alcanzar el nivel deseado mientras preparas la comida.

- Evita inclinarte constantemente para alcanzar tu cacerola preferida que está al final del armario más inaccesible.
- Evita estirarte para alcanzar el azúcar o la sal que está en la estantería más alta del armario.

- Coloca tus cacerolas preferidas y los productos que utilizas a diario en un lugar accesible, fácil de alcanzar, ni demasiado alto ni demasiado bajo.

- Para manipular en los armarios más bajos, o en el horno, debes doblar las rodillas, apretar las nalgas y la barriga, ponerte a gatas, o con una rodilla en el suelo (Flexibilidad). *Véanse las posiciones 5,6,7 de la página 71.*

- Para alcanzar los armarios más elevados, tensa los músculos de la tripa. Utiliza un taburete.

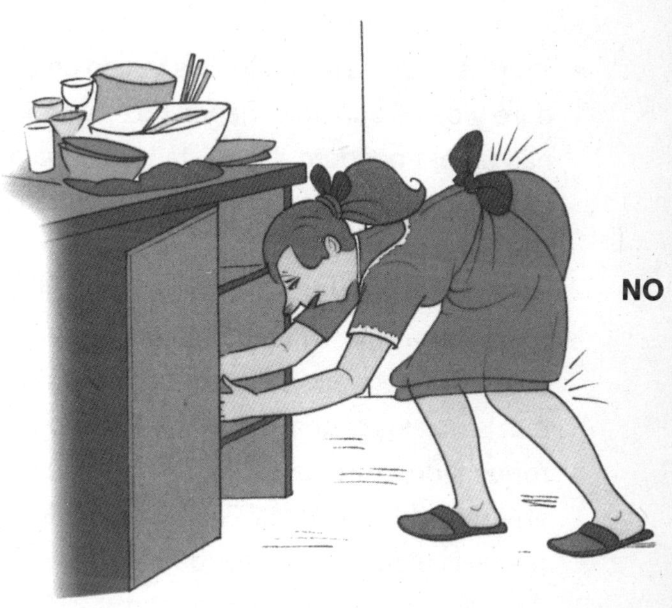

El fregadero

 • Son las once de la noche, ha sido un largo día y estás agotada. Todavía faltan un montón de platos para lavar. Estás tensa y vas a toda prisa. Las rodillas sin flexionar, la parte inferior de la espalda arqueada. El fregadero es demasiado bajo, doblas la espalda, despachas rápidamente los platos y casi no te puedes levantar cuando terminas.

• Son las once de la noche, has tenido un día duro y estás agotada. Tienes dos palanganas en el fregadero. Una está boca abajo, la más grande está encima de la primera, de forma que el fregadero queda a tu altura. Abres la puerta del armario y colocas un pie en el último estante. También puedes utilizar un pequeño taburete para poner el pie. Lavas los platos. De vez en cuando vas reposando la frente en el armario situado enfrente de tu cabeza. Vas cambiando el pie de la estantería o del taburete. Posición erguida, proximidad y flexibilidad.

Prueba con las posiciones 1 o 4 de la página 70 con el taburete. Para períodos más largos de pie, haz una pausa y realiza el ejercicio de inclinación pélvica contra la pared. Véanse las páginas 50 y 51.

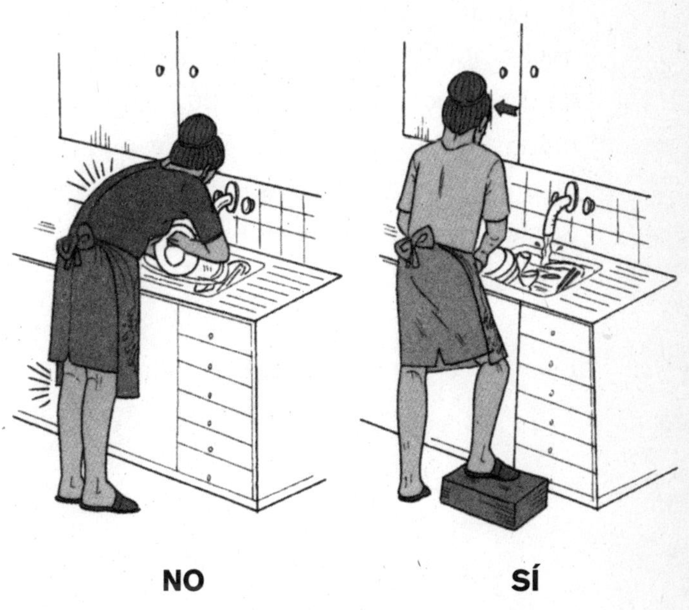

NO   SÍ

El horno y el lavavajillas

 • La puerta del horno de abre hacia delante. Te inclinas con las piernas rectas, coges una cacerola que pesa mucho, te levantas bruscamente, la colocas en la superficie de trabajo, te giras sin mover los pies y la pones en el mármol situado casi detrás de ti. ¡ALTO RIESGO!

• La puerta del horno se abre hacia delante. Te arrodillas sobre una pierna en el lateral del horno. Retiras una cacerola muy pesada, la colocas en la parte del mármol situada frente a ti, sin cambiar la postura. Cuando te levantas estás enfrente de la superficie de trabajo. ¡BAJO RIESGO!

Prueba la posición 5 de la página 71.

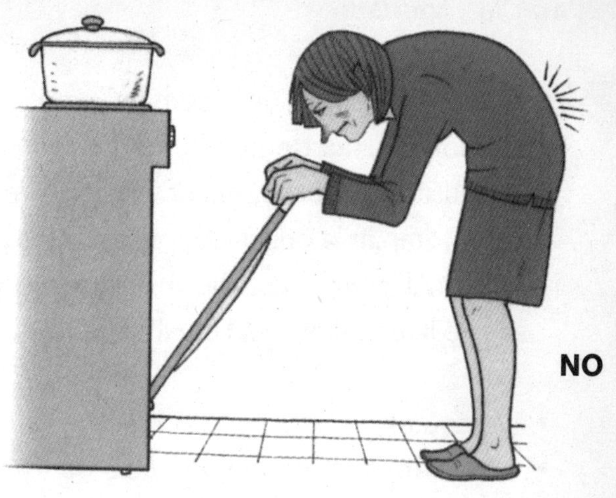

NO

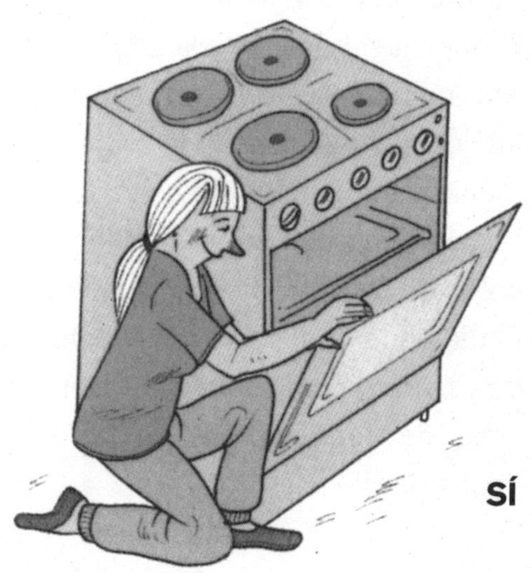

SÍ

Preparar la comida

- Debes preparar una comida para ocho personas. Has de pelar y cortar todas las verduras y la carne, hervir la sopa a fuego lento, limpiar la ensalada, preparar los pasteles. Al menos una hora de trabajo y te duele la espalda. ¡ALTO RIESGO!

- ¡Apóyate!
- En un armario, en la superficie de trabajo, un pie en un taburete pequeño o en un estante bajo.
- Apóyate con una mano en la superficie de trabajo mientras sirves la sopa.
- Reclina la cabeza en el armario que esté situado justo enfrente de ti.
- Siéntate en un taburete elevado, preferentemente uno que se incline hacia delante, colócate cerca de la superficie de trabajo.
- Cada poco rato, para lo que estés haciendo y camina por la estancia. Realiza el ejercicio de estiramientos contra la pared. *Véanse las páginas 50 y 51.*

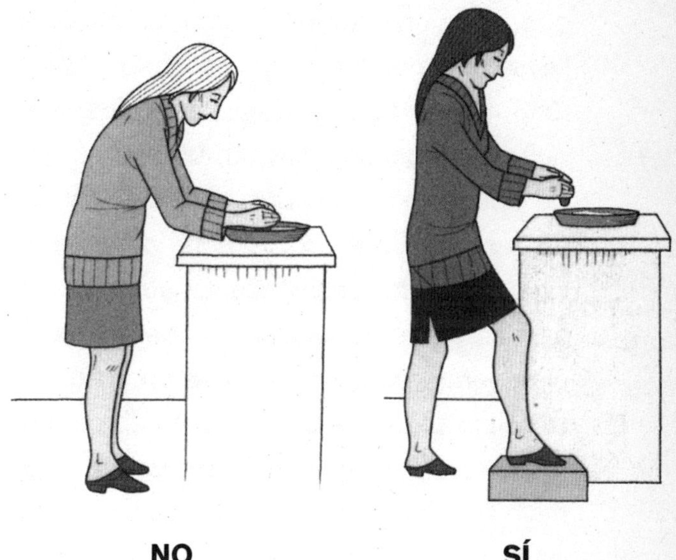

NO   SÍ

Hacer la compra

- Saltas dentro del coche, conduces durante cinco minutos hasta llegar al supermercado. Coges un carro que tiene una rueda estropeada, pero si lo empujas y lo giras un poco funciona correctamente. En el bolso llevas dos monederos, un talonario, el teléfono móvil, la calculadora, bolígrafos, maquillaje, la documentación, un diario, etc. Lo colocas en el hombro derecho, siempre se cae del izquierdo y te pone de los nervios. Inclinación, estiramiento, empujar, estirar, cargar y girar son los gestos típicos en el supermercado. Sólo tienes un cesto de la compra, lo apretujas todo en él, cargas las cosas de la caja al carro, del carro al maletero del coche, del coche a la puerta de tu casa, de la puerta de tu casa al suelo de la cocina, después desempaquetas, te inclinas, te giras, te estiras y cargas de nuevo. ¡UF!

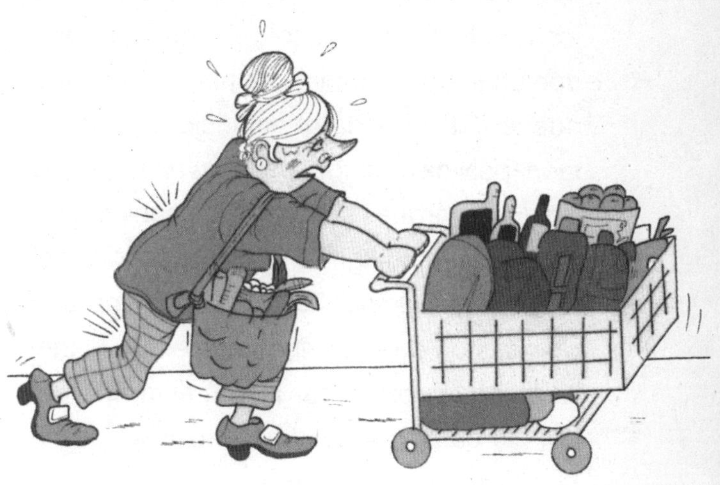

NO

- Caminas durante diez minutos hasta llegar al supermercado porque hoy no tienes que comprar muchas cosas. Eliges un carrito que funciona de maravilla. Coges una bolsa de la compra con dos tirantes que contiene las mismas cosas que antes pero el peso se reparte de forma equilibrada entre los dos hombros. Si sólo tienes una bolsa con un tirante cámbiala de hombro con frecuencia. Recuerda el ejercicio de inclinación pélvica cuando estires, empujes, te dobles y cargues. Tensa los músculos de la tripa y de las nalgas y utiliza las *posiciones 2/3/7 de las páginas 70 y 71*. Has comprado dos cestos de la compra iguales de manera que cada brazo carga con el mismo peso. De camino a casa no te olvides de relajar los codos a la altura de la cintura, así liberas la tensión de la nuca y de los hombros y la traspasas a tus antebrazos.
- Al llegar a casa, colocas la compra en una superficie elevada y desempaquetas.

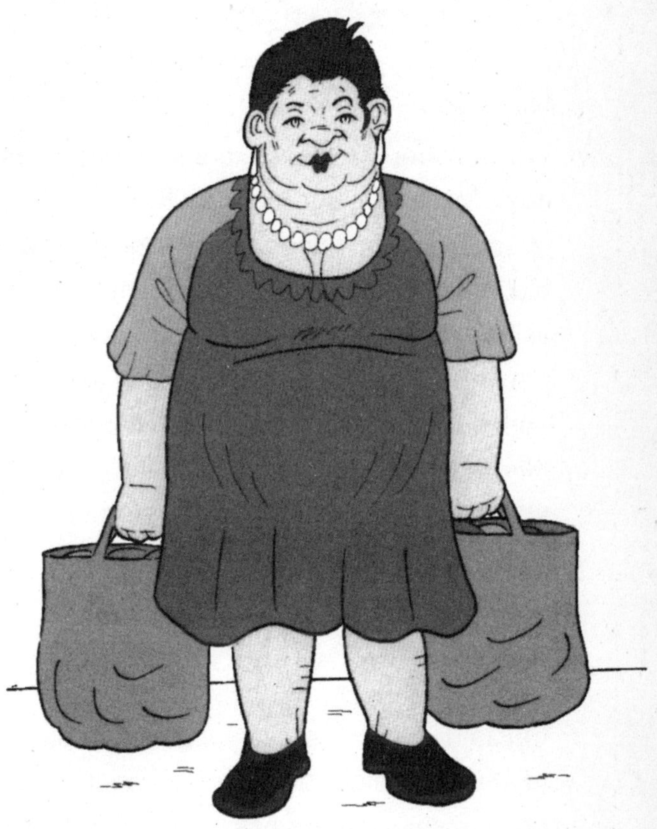

SÍ

Quehaceres domésticos

¡POSICIÓN ERGUIDA, PROXIMIDAD, FLEXIBILIDAD!

Hacer las camas

 • Odias hacer las camas, o sea que quieres hacerlo deprisa y olvidarte. Tu cama está en una esquina, tienes que realizar un enorme esfuerzo, te estiras bruscamente, levantas la esquina de un colchón pesadísimo, intentas meterle la sábana, te inclinas, metes la sábana, te reincorporas, te inclinas, metes la sábana, te levantas, etc. A una velocidad increíble. Las piernas rígidas, las rodillas sin flexionar, te tiras encima de la cama con un tremendo dolor de espalda.

• Odias hacer las camas y sabes que supones un riesgo elevado para tu espalda. Eliges sábanas con gomas y un edredón nórdico. Te mueves alrededor de la cama, con una rodilla en el suelo (*posición 5*), totalmente arrodillada (*véase, en las páginas 70 y 71, la posición 6*), o sobre una rodilla apoyada en el colchón (*posición 1*). Arrodíllate en la cama para aproximarte a la esquina más alejada. No cargas con el colchón o te ayudas a hacerlo. Apóyate con una mano en la cama o en la pared si es posible (*posición 2*).

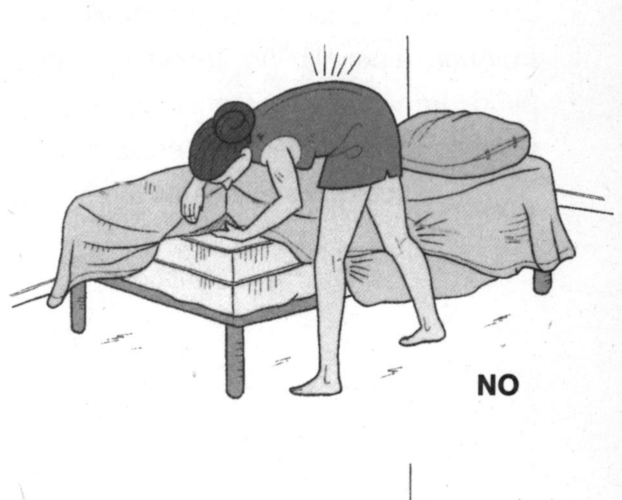

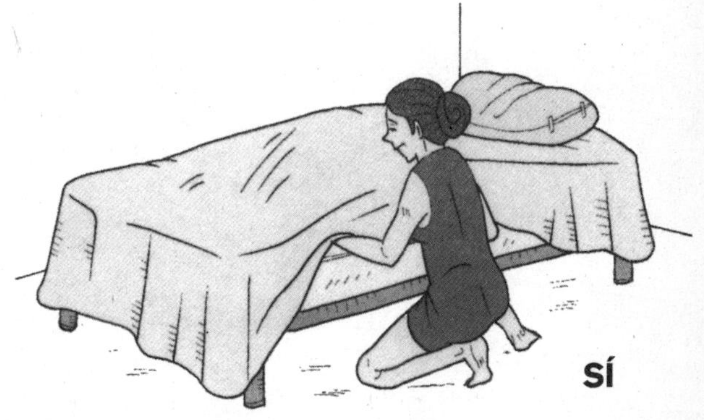

Barrer, pasar el aspirador, limpiar el baño

- Tu suegra va a llegar dentro de media hora, el piso está como si hubiera estallado una bomba dentro de él. Cargas con la aspiradora, la pasas por todo el piso, te agachas para llegar debajo de la mesa, girándote bruscamente pasa evitar el mobiliario. ¡Listo! Ahora a por el baño. Te inclinas sobre el baño, fregando con fuerza las manchas. Cuando llega tu suegra ya estás destrozada y te tienes que ir a la cama temprano.

NO

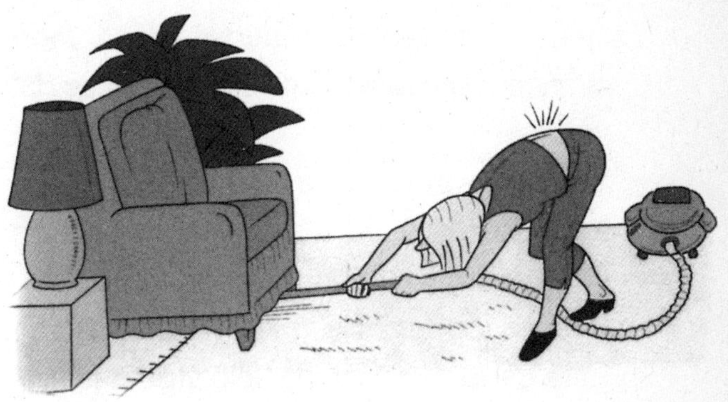

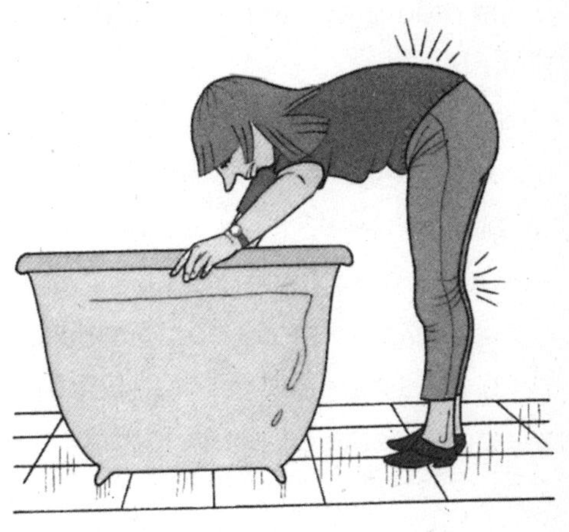

 • Tu suegra está al llegar y la casa está patas arriba. Coges el aspirador con el vientre y las nalgas apretados, las rodillas ligeramente flexionadas, protegiendo en todo momento la espalda, mientras lo sacas del armario.

• Te mueves por toda la habitación (*posición 2, páginas 70 y 71*) manteniendo cerca de ti el cilindro y el tubo del aparato para limpiar toda la estancia. *Véase la posición 5.*

• Para barrer o fregar el suelo utiliza las mismas posiciones. Coloca el cubo del agua en un taburete bajo para evitar tener que inclinarte.

• Utiliza un recogedor y una escoba con mangos largos (*posiciones 5 o 6*).

• ¡A por el baño! Utiliza las *posiciones 5 y 2*, apóyate en el baño, con una mano en el lado opuesto, cambiando de rodilla y de mano a medida que vas limpiando. Llega tu suegra y estás en plena forma.

PROXIMIDAD, POSICIÓN ERGUIDA, FLEXIBILIDAD

SÍ

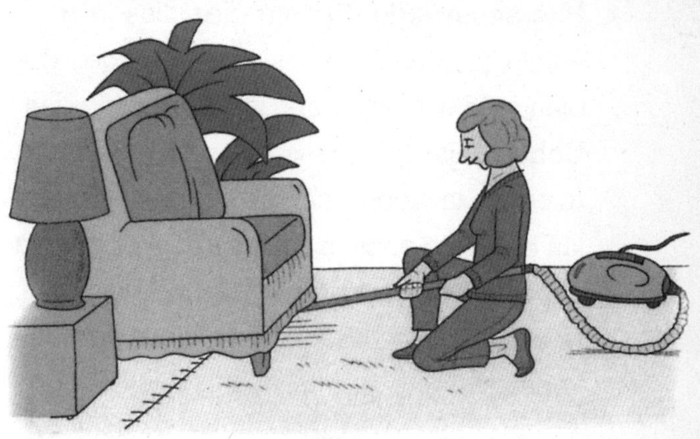

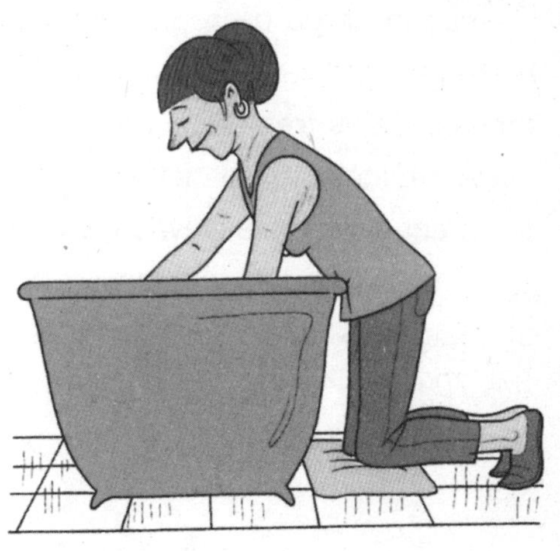

La lavadora y la plancha

- Has acumulado durante diez días la ropa en el cesto de la ropa sucia. Lo coges doblando la espalda y con las piernas rígidas. Debes bajar tres pisos antes de encontrarte con la lavadora, cargas con el cesto con las manos o encima de tus caderas, con la espalda arqueada. Se te cae todo al suelo, te agachas, lo recoges y te giras diversas veces.

- Divides la carga de ropa, cargas con ella enfrente de ti con el estómago y las nalgas tensas. Bajas tres pisos de escaleras dos veces. ¡Excelente ejercicio! Colocas el cesto en una superficie elevada, cargas la máquina utilizando las *posiciones 1 o 2* , o con el cesto en el suelo, *posición 5 de las páginas 70 y 71.*

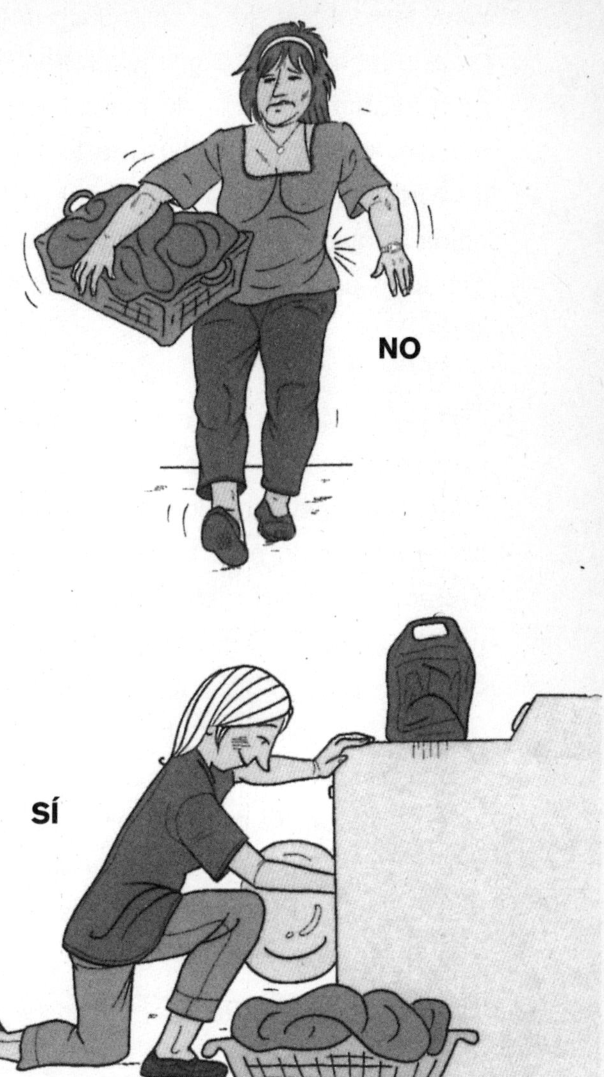
NO
SÍ

 • Has dejado que se te acumulase la ropa para planchar. Vas a necesitar dos horas para acabar. La tabla de planchar es demasiado baja y no se ajusta a ti. Es duro, las rodillas tiesas, la parte inferior de la espalda doblada, la nuca inclinada. Transcurridas un par de horas, no puedes ni moverte.

• Has permitido que se te acumulara la ropa para planchar. Vas a planchar una hora hoy y una hora mañana. Pones la plancha a la altura adecuada para ti. Buscas el ángulo correcto para el brazo (la tabla queda situada a unos 5-10 cm del brazo doblado). Cambias de punto de apoyo (de pie) cada 5 minutos o colocas un taburete elevado y descansas el pie en él, cambiando cada cinco minutos. Te paseas por la habitación con regularidad, dejando a un lado la plancha. Transcurrida una hora, estás de maravilla.

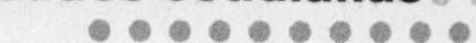

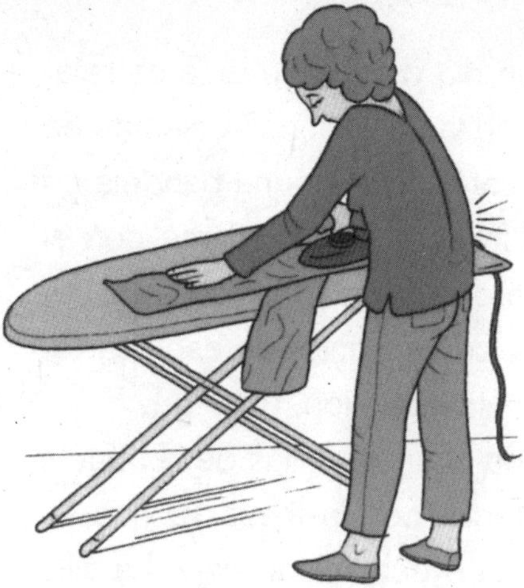

NO

SÍ

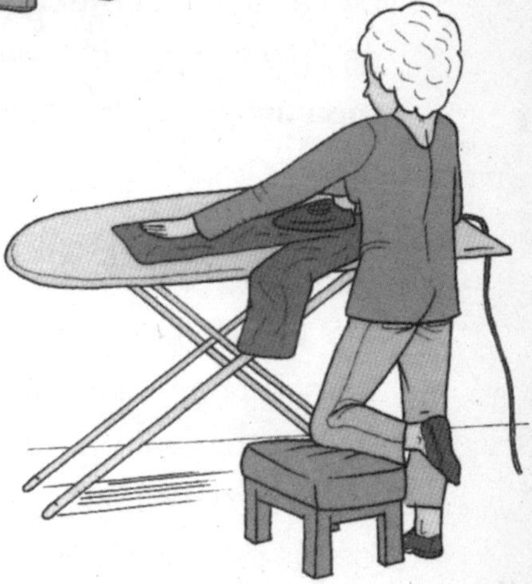

En la mesa

- Has tenido un día duro, sólo quieres relajarte delante de la televisión. Te sientas en el borde del sofá, colocas una bandeja en la mesita, te inclinas hacia delante con el vientre aplastado, la espalda arqueada, cenas y acabas con un dolor de espalda terrible y una mala digestión. O bien...
- Heredaste dos enormes sillas de la abuela que no combinan con la mesa ya que es demasiado alta o demasiado baja. La silla es rígida, incómoda, sin soporte y transcurrida una hora en la mesa tienes la espalda partida.

- Para tener una buena digestión, debes comer en una mesa adecuada. Busca una mesa con una altura adecuada, siéntate con los brazos junto al cuerpo, la altura de la mesa se debe corresponder a la inclinación de tus brazos a la altura del codo. O bien...
- Aún tienes aquellas sillas de madera heredadas de la abuela. Les has colocado cojines en la base y has comprado cojines de soporte para poder apoyar la espalda. Ade-

más, apoyas los pies en la barra de madera que está situada debajo de la mesa.

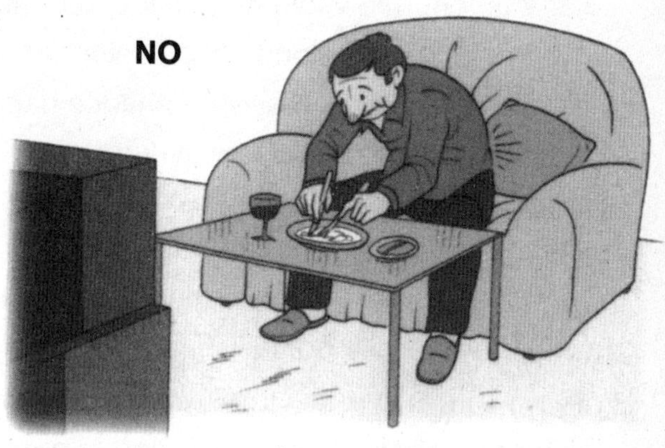

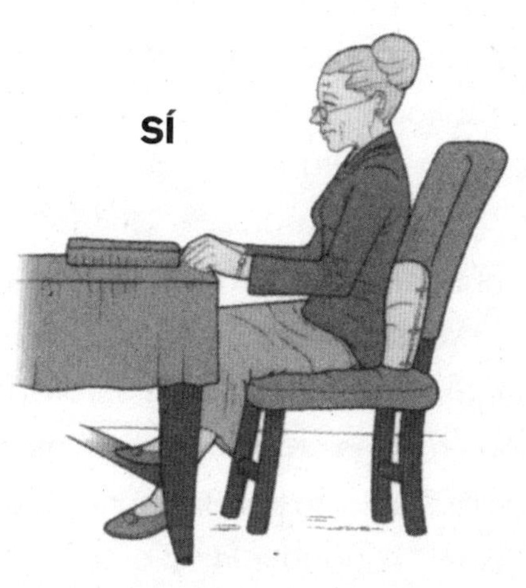

Butacas y relajación

- Te hundes en un viejo sillón y estiras los pies sobre la mesa. Las piernas sin flexionar y un enorme vacío en la parte superior de la espalda, el sillón te hace estar con la espalda superior y el cuello echados hacia delante. Al cabo de quince minutos te duele todo el cuerpo.

O bien:

- Vas a relajarte ante la televisión. Te tumbas boca abajo en el suelo, con la espalda y el cuello arqueados. Un niño pequeño no tiene problemas para levantarse, a un adolescente le dolerían las cervicales, un adulto quizá necesite una grúa para levantarse.

- Te hundes en un sofá blando y viejo que has provisto de cojines para rellenar los huecos. Colocas un cojín enrollado debajo de las rodillas antes de poner los pies en la mesilla. También puedes poner algo que sirva como soporte a las piernas y mantenga las rodillas flexionadas rebajando la tensión de la parte inferior de la espalda.

Los adultos, si quieren relajarse delante de la televisión, deben tumbarse en el sofá, con la espalda y el cuello bien apoyados y un rollo debajo de las rodillas. La televisión debe estar colocada enfrente de ti para no tener que girar la cabeza. Los niños deben tumbarse boca abajo encima de un sillón de bolitas de poliestireno o de una pelota ortopédica y moverse continuamente.

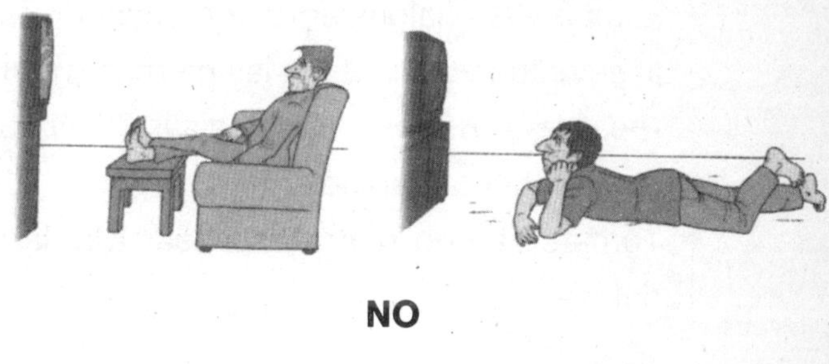

NO

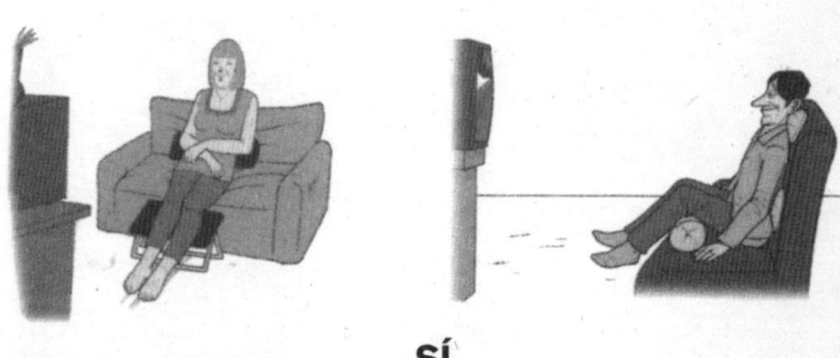

SÍ

Embarazo

 • El peso del bebé durante el embarazo aumenta la curvatura de la parte inferior de la espalda, oprimiendo la zona pélvica. Esta situación puede dar lugar a dolores de espalda o incluso ciática.

• Mientras estás sentada, de pie o tumbada, intenta mantener la franja pélvica flexible y practica regularmente los ejercicios de las *páginas 166-169*. Mantén los músculos de la tripa y las nalgas apretados cuando realices esfuerzos, y utiliza las piernas (*véanse todas las posturas de las páginas 70-71*) para proteger la espalda.

• Tómate tiempo para descansar a lo largo del día.

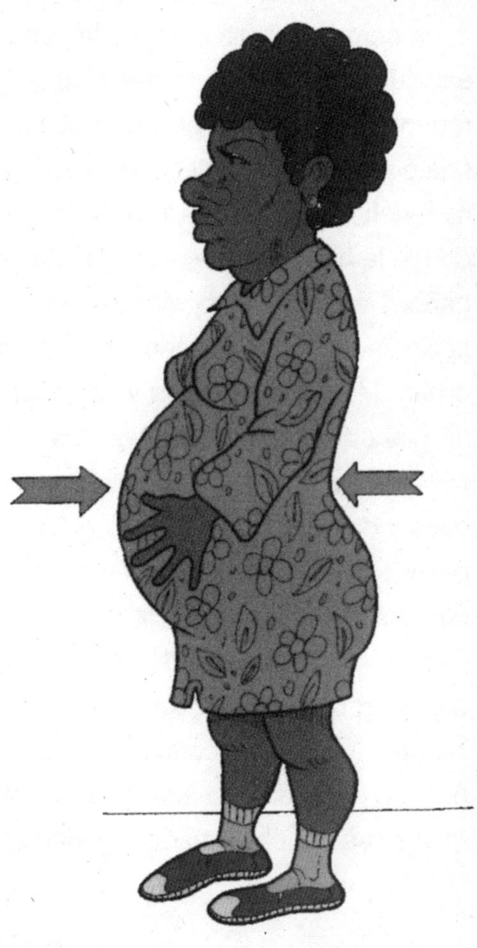

NO

Bebés y niños pequeños

- Estás rendida, el niño vuelve a llorar. Saltas de la cama, te inclinas sobre la cuna con la espalda arqueada y levantas al niño que, de repente, parece más pesado que nunca. La silla que tienes para mecerle es vieja y no tiene mucho soporte para los codos y la espalda. Ya le has dado de comer. Es la hora del baño. Tienes una bañera muy honda; se trata de un diseño anticuado. Te apoyas, te inclinas, le bañas, te giras y coges la toalla, cargas con el bebé. Tumbas al pequeño en tu cama y de nuevo te apoyas, te inclinas, te giras y cargas con el niño. El bebé está limpio y sonríe, pero mamá está destrozada. Cargas con el niño en la cadera derecha y lo paseas la mayor parte del día, pues está en pleno proceso de dentición y no quiere que le sueltes. Para descansar un poco, te inclinas y lo dejas en el suelo. A los dos minutos, te vuelves a inclinar para cogerle de nuevo.

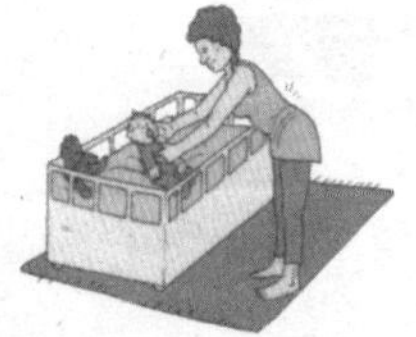
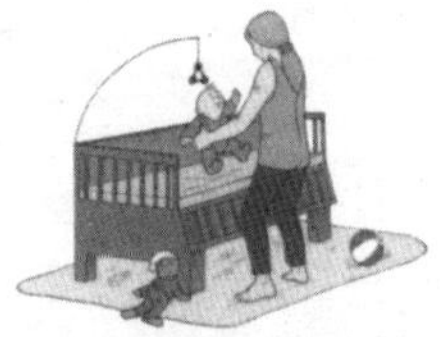

Recuerda: POSICIÓN ERGUIDA, FLEXIBILIDAD Y PROXIMIDAD

Estás extenuada y el bebé está llorando otra vez. Sales de la cama rodando. La cuna tiene una barandilla adaptable que se puede bajar. Te colocas tan cerca del niño como te es posible y lo levantas siguiendo las *posiciones 1 o 2 de las páginas 70 y 71*. La mecedora tiene un buen respaldo para la parte superior de la espalda, soporte para la zona lumbar y cojines para apoyar los codos. Cuando terminas de darle la comida al niño, te dispones a bañarle. Posees una bañera para bebés en una superficie elevada. La llenas con la ayuda de un cubo o de una manguera y bañas al bebé de pie, muy cerca de la bañera, o te arrodillas mientras él está en la bañera (*posiciones 5/6*). Dispones de un taburete para sentarte a secarle. Una alternativa puede ser tomar un baño con el bebé. En este caso debes colocar una alfombrilla antideslizante en la bañera, ponerte al bebé en tu regazo y utilizar una barandilla para levantarte. Tumbas al niño en una tabla para cambiarle (de 90 cm de altura es ideal), te sitúas muy cerca de él y con las *posturas 1 o 2* le cambias y le vistes sin dañarte la espalda.

- Lleva al niño en brazos cerca de ti durante las primeras semanas y utiliza las mochilas especiales cuando sea un poco más mayor. Apóyale en tu cadera manteniendo el cuerpo erguido. Cambia de cadera a menudo. Para levantarle del suelo, utiliza las *posiciones 5 o 7 de la página 71*, músculos del vientre y de las nalgas apretados. Asegúrate de que tus pies están convenientemente separados. Levántale primero hasta las rodillas y abrázale contra ti mientras te pones de pie. Cuando el niño empiece a andar y necesite cogerte de la mano, utiliza un arnés con tirantes los días que te duela la espalda.

LA ESPALDA DE TU HIJO ES TAN IMPORTANTE COMO LA TUYA. INTENTA ENSEÑARLE LO MISMO QUE ESTÁS APRENDIENDO TÚ, DE ESTA FORMA NO NECESITARÁ ESTE LIBRO CUANDO

SEA MAYOR. PUEDES APRENDER A MOVERTE CORRECTAMENTE OBSERVANDO A TU NIÑO PEQUEÑO.

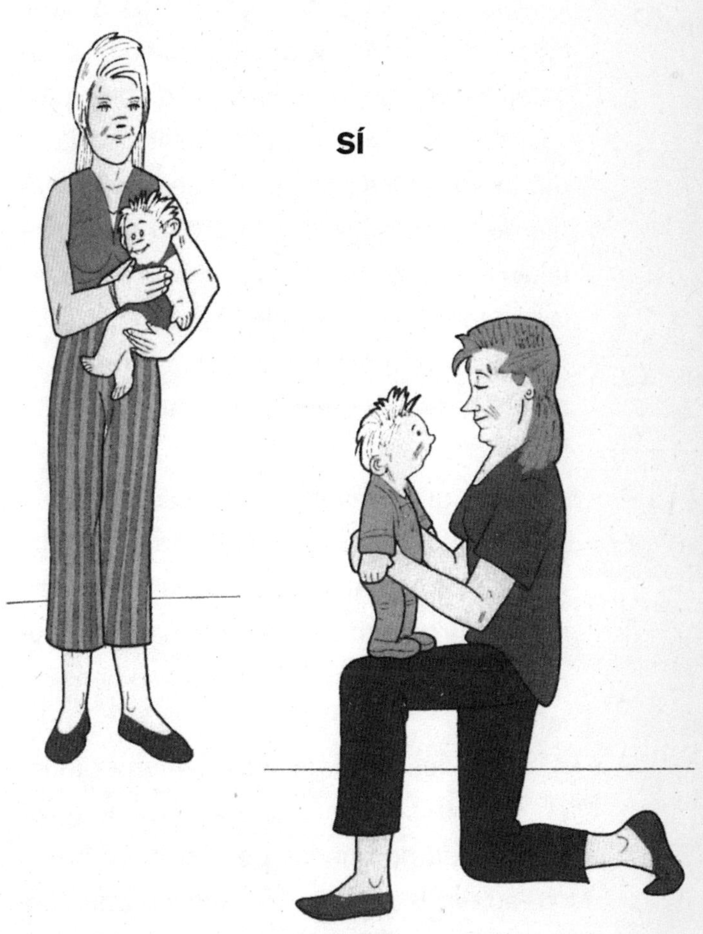

En el trabajo

Introducción

- ¿Sabías que en occidente cuatro de cada cinco personas visitan diariamente a su médico o terapeuta a causa de dolores provocados por una espalda descuidada y, por tanto, en los países europeos, una media de entre 50.000 y 100.000 personas faltan al trabajo cada día por problemas relacionados con la espalda?

- ¿Sabías que para tu espalda es peor estar sentada que estar de pie, andar o tumbarse?

- ¿Sabías que, cuando te sientas a leer un documento, si los ojos miran más del 30 % hacia abajo los músculos de la nuca y de los hombros trabajan ocho veces más duro que si el nivel de los ojos fuese horizontal?

- ¿Sabías que en los países del tercer mundo la gente sufre menos episodios de dolor de espalda porque las personas, en general, son más activas, se mueven constantemente, caminan mucho y se sientan en cuclillas para llevar a cabo determinadas tareas?

- En la sociedad occidental, nuestro trabajo a menudo exige movimientos repetitivos y estáticos.
- No hemos aprendido a adaptar nuestro lugar de trabajo o nuestros métodos de trabajo.
- Estamos bajo una presión creciente en el trabajo, lo que produce progresivos niveles de estrés.

Unas palabras acerca de la vista

Es muy importante hacer revisiones de la vista especialmente si lees o estudias, si trabajas con ordenadores o si tu trabajo implica precisión. Utilizar lentes bifocales puede aumentar el dolor cervical. Las lentes progresivas te enseñan a mover los ojos en lugar de la cabeza cuando lees pero no son siempre recomendables para trabajar delante de un ordenador.

Sentarse

Podemos adoptar tres tipos de posturas cuando nos sentamos.

 *Una buena postura para trabajar o estudiar requiere:*

- Una mesa a una altura correcta. Comprueba, cuando te sientes, que tus brazos están junto al cuerpo y que la altura de la mesa es la misma que la de tu codo con el brazo flexionado. Acomoda la silla a la altura de la mesa.
- Un asiento ajustable sobre la silla para inclinarte hacia delante, utiliza un asiento de rodillas, un cojín a modo de cuña o flexiona las piernas debajo de la silla e inclínate hacia delante.
- Puedes colocar un cojín entre la barriga y la mesa para mantener la espalda recta.
- Para mantener tus hombros y cervicales en forma, deberías trabajar en una superficie inclinada, entre 12-15° está bien.

Una buena postura para escuchar requiere:

- Una silla que proporcione un buen soporte lumbar y un buen apoyo de la parte superior de la espalda.

- Utilizar una pieza ajustable para reposar los pies ayuda a la parte inferior de la espalda a estar firmemente apoyada contra el respaldo de la silla.
- Una silla reclinable es ideal.

Una buena postura para descansar requiere:

- Una silla con soportes para las cervicales y la parte superior de la espalda, la parte inferior de la espalda, las piernas y los pies.

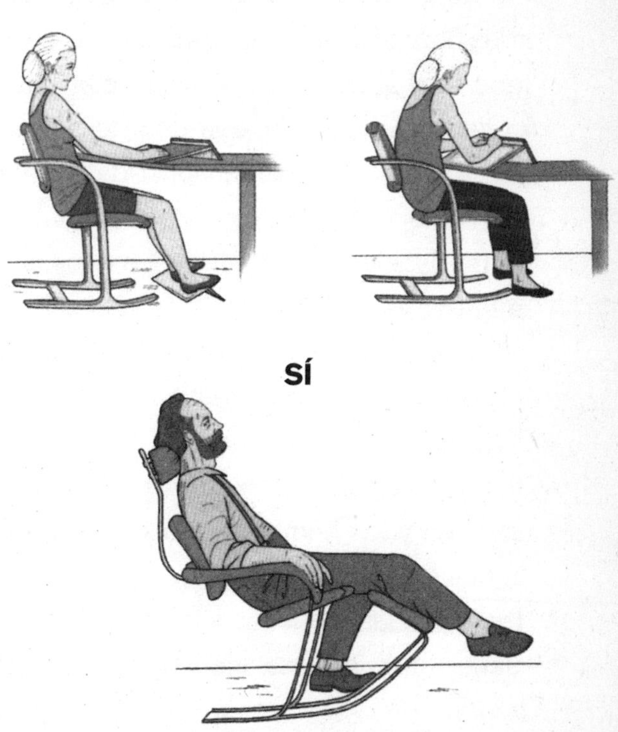

Sentarse delante de un ordenador

Una escena típica:

- Tienes un escritorio relativamente pequeño. El monitor de tu ordenador está en ángulo y no tiene filtro. El teclado está en una estantería inferior donde no hay espacio para reposar los brazos y las muñecas. No hay mucho sitio para poner las piernas y además las cruzas. El jefe hace siglos que no cambia las sillas de la oficina; la tuya es blanda, tiene los topes mal puestos y no se ajusta bien. La silla tiene ruedas, lo que te permite moverte por la oficina sentado, en lugar de levantarte y cambiar de posición. Tienes una montaña de papeles para ojear, todos encima de la mesa; vas a necesitar al menos seis horas. Hay un fluorescente grande en el techo y una ventana justo enfrente de ti.

Transcurridas de seis a ocho horas:

- Te duele la parte inferior de la espalda.

- La nuca y los hombros te están matando, te duelen los omoplatos.

- Te duelen las muñecas y los codos.

- Tienes una jaqueca insoportable y estás tenso.

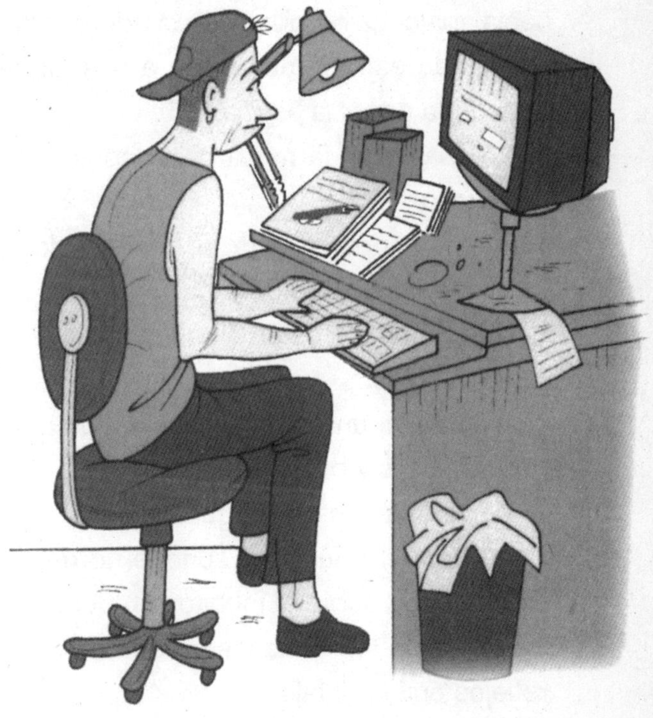

NO

Condiciones adecuadas:

- El escritorio es suficientemente espacioso como para colocar una pantalla con filtro.
- Tu cabeza está cómoda cuando mira la pantalla y no está inclinada hacia arriba ni hacia abajo. La barbilla no está adelantada.
- El teclado está en una mesa a una altura adecuada *(véase la página 106)*.
- Hay espacio en la mesa para reposar los antebrazos.
- Tienes un soporte para la muñeca de la mano que guía el ratón.
- Los documentos están en un atril a la altura de los ojos.
- Te sientas en una silla reclinable, con buenos soportes y buen respaldo.
- Soporte para los pies regulable.
- Una buena iluminación, aunque no demasiado fuerte, sobre el monitor, no demasiado cerca de las ventanas porque causaría reflejos en la pantalla.
- Si llevas gafas, tu óptico puede recomendarte las lentes adecuadas para trabajar enfrente de un ordenador.
- No trabajes durante largos períodos de

tiempo sin levantarte, camina alrededor de la mesa mientras llamas por teléfono y estírate *(ejercicios de las páginas 166-167 para sentarse)*. Cuando lleves de seis a ocho horas sentada en tu escritorio, estarás en plena forma para realizar un saludable paseo.

SÍ

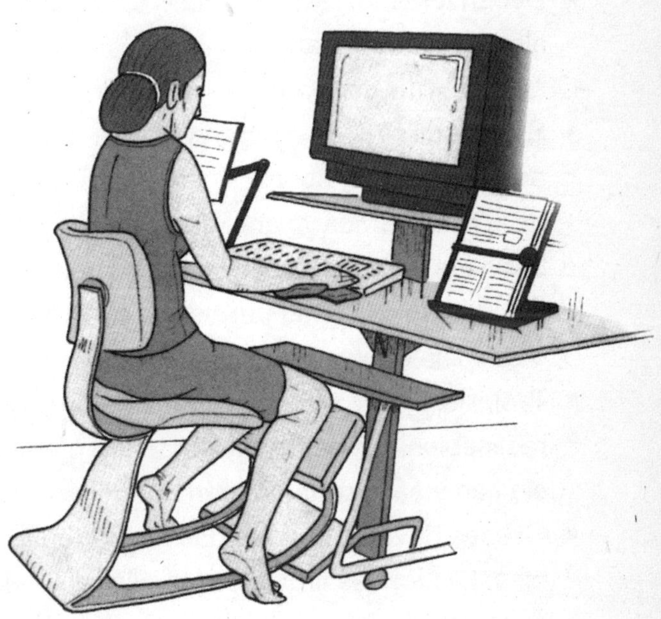

Sillas, bancos y cojines

CUÁNTO MÁS MOVILIDAD TENGA TU CUERPO EN LA SILLA, MEJOR ES LA SILLA.

Las sillas adecuadas para trabajar deben tener algunos de estos factores:

- Deben ser estables y con altura regulable.
- Deben ser reclinables.
- Deben tener un respaldo móvil ajustable en altura y profundidad.

Otras alternativas serían:

- Sillas rodilleras de altura regulable. Este tipo de sillas son buenas para la inclinación de la zona pélvica y para liberar la zona lumbar de presiones, sin embargo, no están indicadas en casos de problemas de rodillas o de mala circulación.
- Taburetes de altura regulable y taburetes reclinables, ideales para personas que se sientan y se levantan con frecuencia.
- Cojines de cuña o respaldos firmes regulables. Las formas firmes de las sillas se pueden probar y buscar la que más se adapte a nuestro cuerpo.

- Evita las sillas estáticas y las posiciones estáticas.

¡MOVIMIENTO!

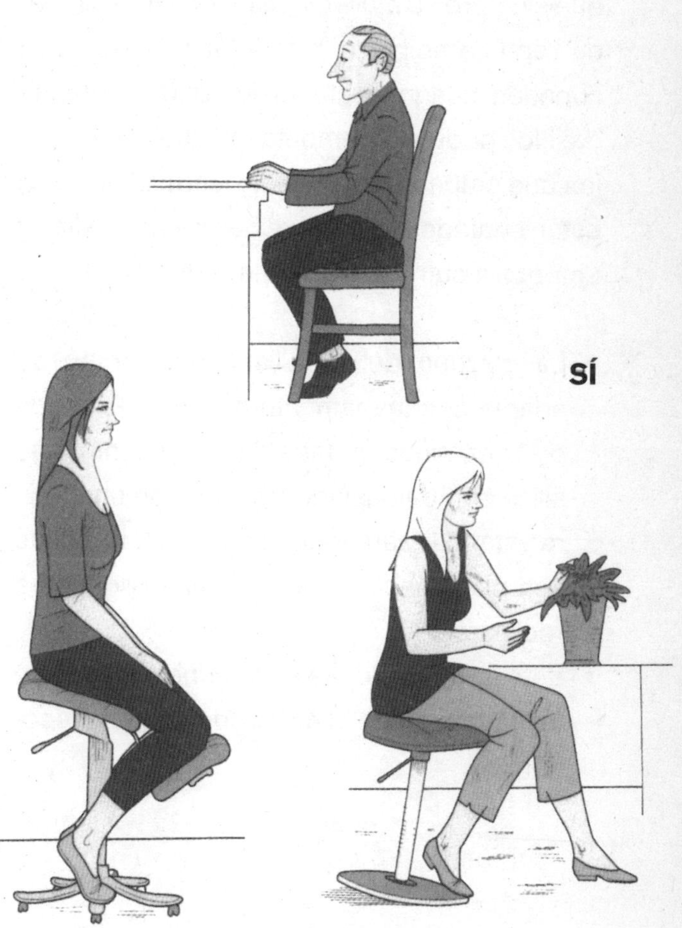

La espalda de la gente joven, la escuela y el estudio

Es interesante observar cómo un chico joven que siempre se mueve con mucha flexibilidad, de repente empieza a adoptar posturas que suponen riesgos potenciales para su espalda. Nos podemos remontar a aquellos días en los que empezó la escuela, siendo obligado a estar sentado durante varias horas al día, y empezó a sufrir el estrés de la vida.

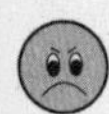

- La mayoría del mobiliario escolar no se adapta adecuadamente a las necesidades de unos niños en fase de crecimiento. Las sillas son demasiado rígidas, con una altura estándar para todo el mundo. Las mesas son planas y los niños se ven obligados a reclinarse.
- Esta forma se repite en las Universidades e Institutos donde el mobiliario debe ser económico.

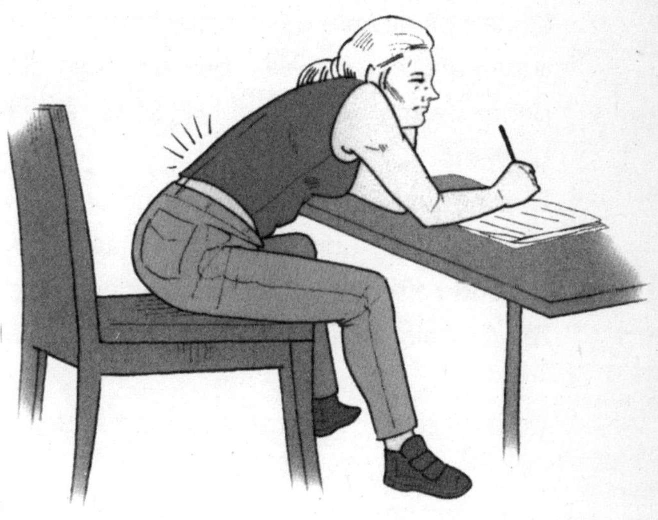

NO

 • Afortunadamente, la mayoría de los colegios ofrecen revisiones médicas periódicas donde los problemas de la espalda, como la escoliosis, una curvatura lateral de la columna vertebral, se detectan fácilmente.

• Las mismas reglas que hemos aplicado a sentarnos delante de un ordenador son válidas para las escuelas, que deberían disponer de mesas reclinables, sillas regulables, etc.

• Si al menos se le proporciona un buen espacio para estudiar en casa, estás contribuyendo a reducir el porcentaje de sufridores de dolor de espalda en la edad adulta.

Material necesario para que los jóvenes puedan estudiar en buenas condiciones:

1. Silla reclinable y regulable o una bola ortopédica.
2. Mesa o escritorio con altura regulable.
3. Una superficie inclinada para escribir o leer.

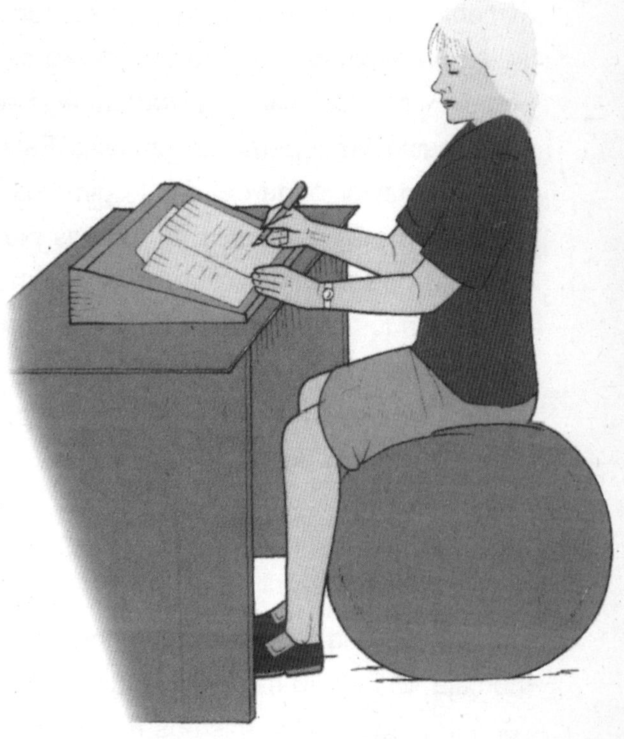

SÍ

Trabajar de pie

- Trabajas en la tienda local, que desafortunadamente necesita una rehabilitación. Trabajas en un espacio estrecho con dos o tres personas más. La caja registradora está en una esquina, las superficies son bajas. Estás de pie la mayor parte del día, te giras para utilizar la caja registradora, te inclinas para coger las bolsas en una estantería baja, chocando con tus compañeros. Estás obligado a llevar zapatos de vestir para no dañar la imagen del establecimiento. Al final del día, tienes la espalda dolorida y destrozada.

o

- Trabajas en una fábrica en una cadena de montaje. El trabajo es sucio, ruidoso y polvoriento. Repites los mismos movimientos todo el día, con la cabeza inclinada. Tu trabajo requiere que te muevas de izquierda a derecha. Eres alto y la cadena de montaje es demasiado baja. Al final del día, tienes la nuca rota y te duelen la parte superior de la espalda y los hombros.

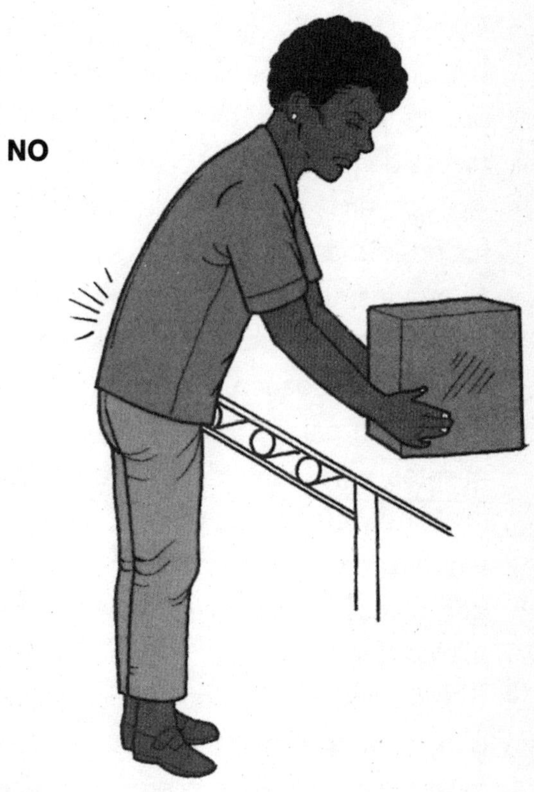
NO

 • La regla general para trabajar de pie es que la superficie de trabajo esté entre 5 y 10 cm por debajo del codo en un ángulo recto. Cuanto más duro sea el trabajo, menor debe ser la altura.

• Busca siempre algún sitio para colocar el pie, una barra, una caja, un taburete, un libro de 10-15 cm, etc., y cambia regularmente de pie.

• Apóyate en la superficie de trabajo, adopta las *posiciones 1 o 2 de la página 70.*

• Si puedes, utiliza un taburete reclinable.

• Siéntate o cambia de posición cuando estés en un descanso.

• Realiza un par de los ejercicios de estiramientos para estar de pie de las *páginas 168-169* y efectúalos contra una pared.

• Calza zapatos cómodos, preferiblemente con plantillas, que ayuden a absorber los suelos duros.

• Si eres enfermero o camarero o tienes alguna profesión que implique estar de pie, moverse y cargar pesos eres más afortunado que la mayoría. Las posiciones estáticas provocan más dolores de espalda. Sé consciente, sin embargo, de que unos zapatos cómodos pueden ayudarte. De vez en cuando, para y realiza la inclinación pélvica contra la pared y adopta las *posiciones 2/3 de la página 70*, que te ayudarán a estar mejor.

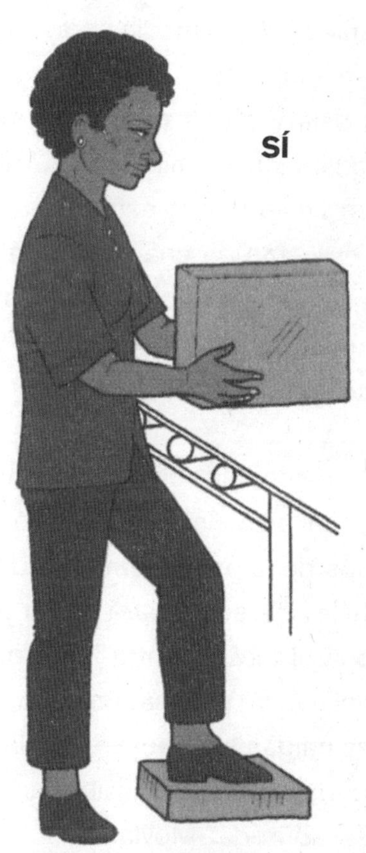

Estar de pie en una fiesta

- Es la fiesta de la empresa. Hay 150 personas en una estancia amplia. Has hecho un esfuerzo y te has puesto los zapatos de tacón. El bolso que llevas pesa demasiado, con la otra mano sujetas una bebida. Durante la última media hora, has estado conversando con la persona más aburrida de la sala y crees que tu espalda no podrá aguantar ni un minuto más. Tienes las rodillas sin flexionar y estás tensa. Arrastras los pies como en una postura militar. Te apoyas en una sola pierna, sacas una cadera y curvas la parte inferior de la espalda. ¡te quieres ir a casa!

- Sé razonable, elige unos zapatos con un tacón bajo. Intenta situarte en los extremos de la estancia, cerca de las mesas y de las paredes, para poder apoyarte. Coloca el tacón contra la pared. Practica la inclinación pélvica, tensa los músculos de las nalgas sin apoyarte en la pared, nadie se dará cuenta. Flexibilidad... aunque estés aburrida. Movimiento... mientras con-

versas con la gente. Que tengas una vela-
da agradable.

NO

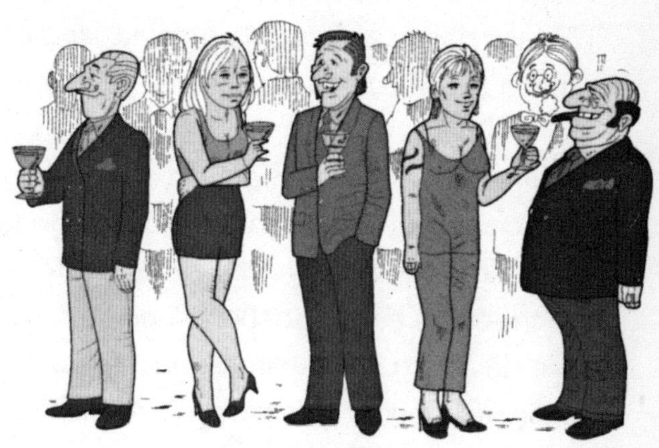

SÍ

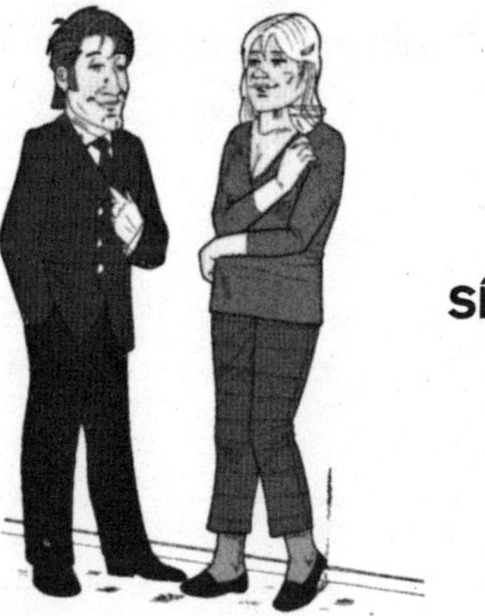

Cargas y movimiento

Introducción

- La mayor parte de los perjuicios acontecidos en la espalda son resultado de cargar cosas de forma indebida o demasiado deprisa sin pensar en la espalda.

- Coge un peso de 25 kg. Si lo empujas con un carro, la espalda no tiene que soportar ningún peso. Si cargas con 25 kg de forma correcta, la espalda deberá soportar un peso de 75 kg. Si lo cargas mal, tu espalda deberá soportar un peso de 375 kg. Ten en cuenta esta información antes de cargar con cualquier cosa y practica con una caja vacía antes de levantar algo que pese.

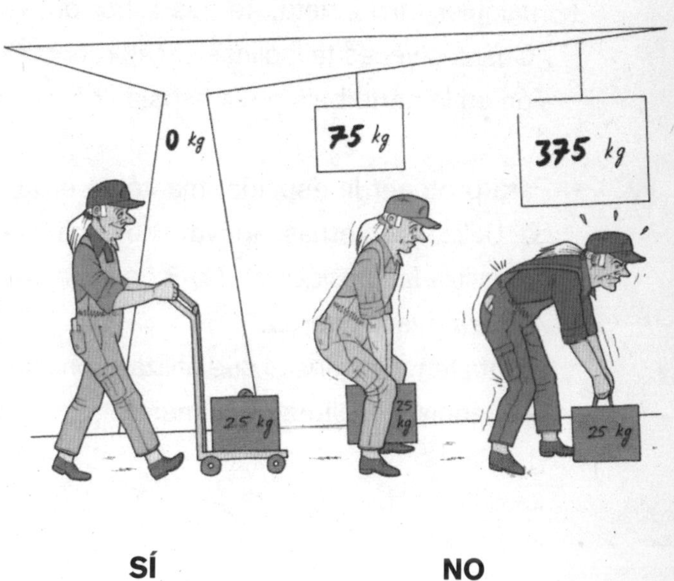

0 kg
75 kg
375 kg
25 kg
25 kg
25 kg
SÍ
NO

Cargar con objetos ligeros

 • Cuenta o registra el número de veces que te inclinas a lo largo de una jornada para coger un bolígrafo, un trozo de papel o cualquier otro objeto. Te vas a horrorizar. ¿Cuántas veces te inclinas sin ejercer presión en la parte baja de la espalda?

• Para proteger la espalda, manténte erguida. Utiliza las piernas, apóyate con una mano, utiliza las *posiciones 2 o 3 de la página 70* para pesos ligeros.

• Intenta tener las cosas que utilizas con más frecuencia a la altura de la mesa.

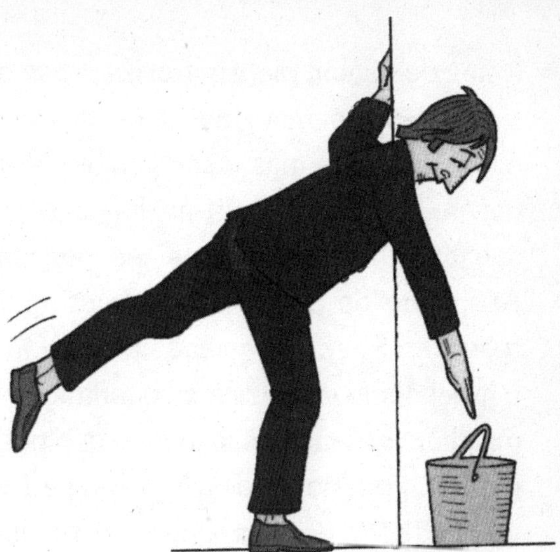

SÍ

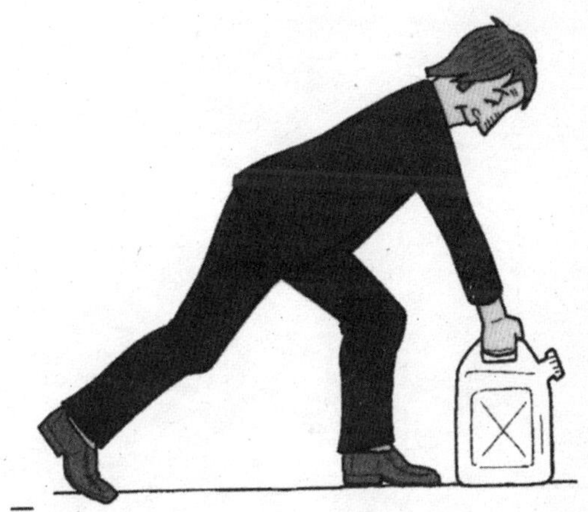

Planificar las cargas de objetos pesados

- Antes de actuar, piensa. Revisa si hay obstáculos en el camino que vas a realizar. Elige la superficie más plana posible. Vístete con ropa cómoda que no tenga solapas sueltas. Utiliza guantes si es necesario. Asegúrate de ponerte un calzado que no resbale. ¿Puedo levantar esta carga 60-90 cm del suelo y volver a colocarla a la misma altura? Piensa en lo mucho que pesa la carga... ¿puedo dividirla? ¿Voy a necesitar ayuda? ¿Puedo reorganizarme de forma que no tenga que estar siempre cargando cosas?

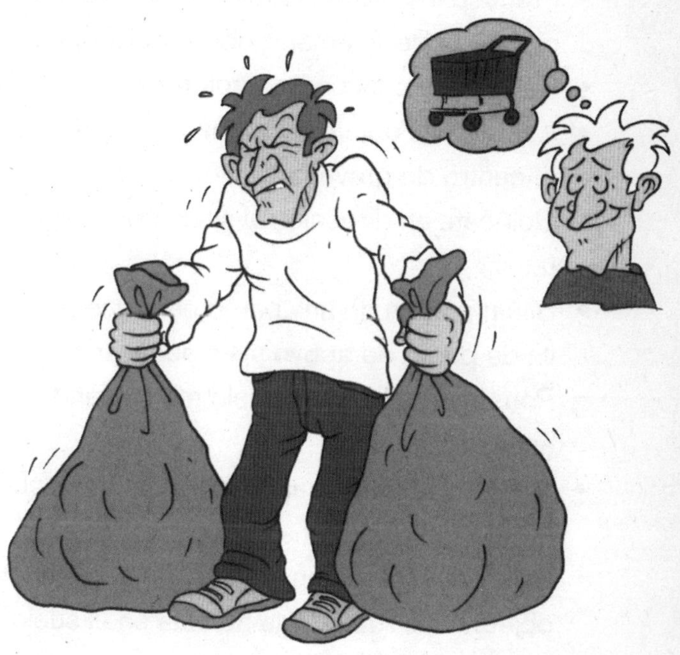

NO

Cargar adecuadamente con objetos muy pesados y de peso mediano

POSICIÓN ERGUIDA; PROXIMIDAD

- Practica los movimientos con una caja vacía antes de intentarlo con un gran peso.
- Separa los pies convenientemente.
- Acércate el objeto para que esté cerca de tu centro de gravedad.
- Colócate en dirección al sitio adonde quieres ir.
- Sitúate cerca de una pared para que te sirva de punto de apoyo si es necesario.
- Pon una rodilla en el suelo manteniendo la espalda erguida.
- Mantén las nalgas apretadas y los músculos abdominales tensos.
- Utiliza la inclinación pélvica y colócate el objeto en la rodilla que no está en el suelo. «Abraza» el objeto.
- De nuevo utilizando la inclinación pélvica, levántate, deslizándote por una pared, permitiendo que los músculos de la pierna trabajen.
- Coge la carga firmemente, con las dos manos, avanza lentamente. No te gires.

- Intenta ponerte la carga a la altura de la cintura.
- Utiliza ayuda mecánica o de otras personas cuando debas cargar con objetos muy grandes o difíciles de levantar.

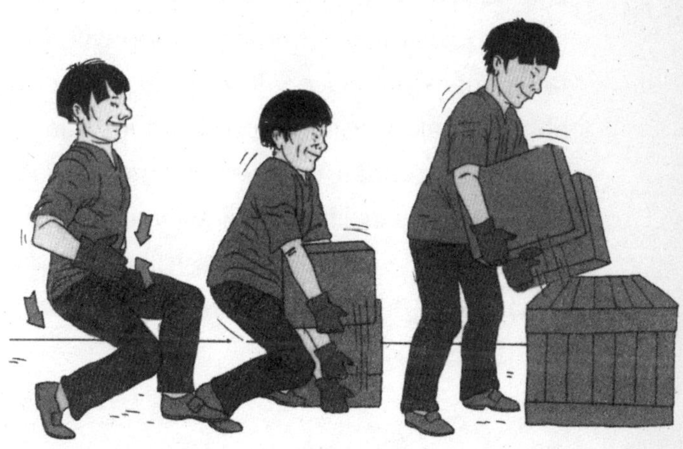

SÍ

Mudarse, empujar, estirar y cargar

 • Hay pocas cosas tan perjudiciales para tu mente, cuerpo y espalda como cambiar de casa. Estás estresado, tienes demasiado que hacer en poco tiempo y además estás arruinado. Acabas de comprar o de alquilar una casa nueva, necesitas una cama nueva, una lavadora nueva, etc. Así que decides ahorrar dinero haciendo la mudanza tú mismo. Alquilas una furgoneta, pides ayuda a unos cuantos amigos y te alegras de haber ahorrado algo en metálico. Durante tres o cuatro días, sudas, empujas, estiras, cargas con pesos, te inclinas, te giras, y transcurridos dos días, en lugar de disfrutar de una casa nueva, te quedas inmóvil en la cama, incapaz de moverte.

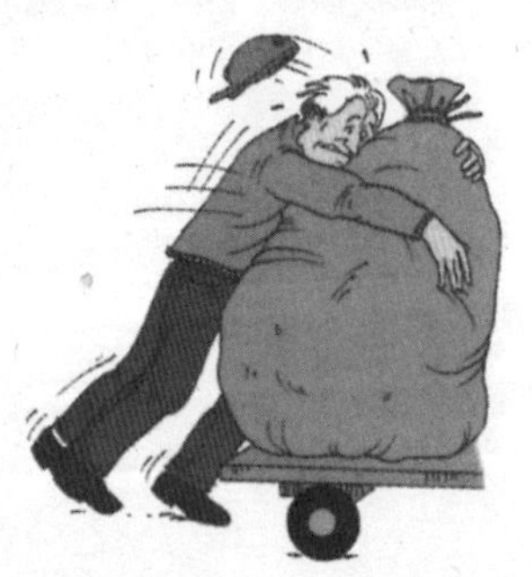

 • Intenta planear la mudanza con varias semanas, o meses, de antelación. Y limítate a un poco cada día. Sé realista acerca de la cantidad que vas a poner en cada caja, piensa que debes ser capaz de levantarla con comodidad. Pide ayuda profesional para los objetos más grandes.

EMPUJA, NO ESTIRES, Y RECUERDA LA PROXIMIDAD

Pon tu espalda contra el objeto y empuja con tus piernas, o con las manos y las piernas (*posiciones 1 y 2 de la página 70*). Manténte cerca del objeto. Cuando debas cargar con bolsas pesadas intenta repartir de forma equilibrada el peso en ambos lados. Los codos deben estar a la altura de las caderas/cintura para prevenir el dolor en los hombros y en la nuca. De esta manera, disfrutarás de tu casa nueva sin tener que pasarte una semana en la habitación.

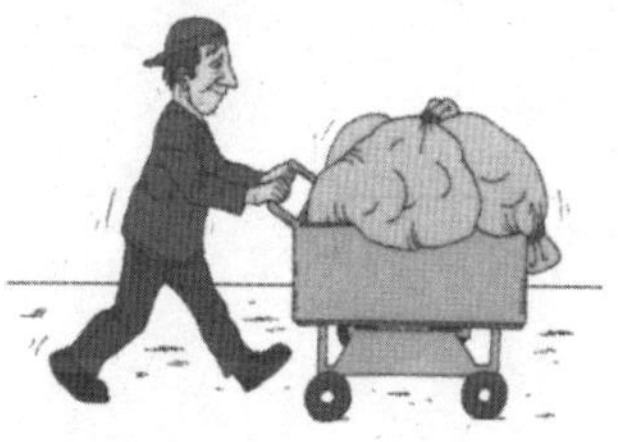

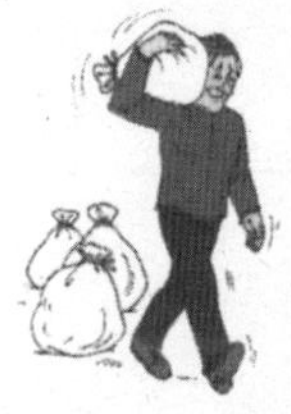

SÍ

Cargar con niños y adultos

 • Mira cómo los niños pequeños cogen las cosas. Se colocan delante y cerca del objeto, flexionan las rodillas y ponen las manos debajo del objeto. Lo abrazan y se dan impulso con las piernas para levantarse. Cuando dejan el objeto, normalmente lo deslizan hacia abajo por su cuerpo y piernas. Imita este «método natural» cuando cojas a tu hijo en brazos y protegerás tu espalda.

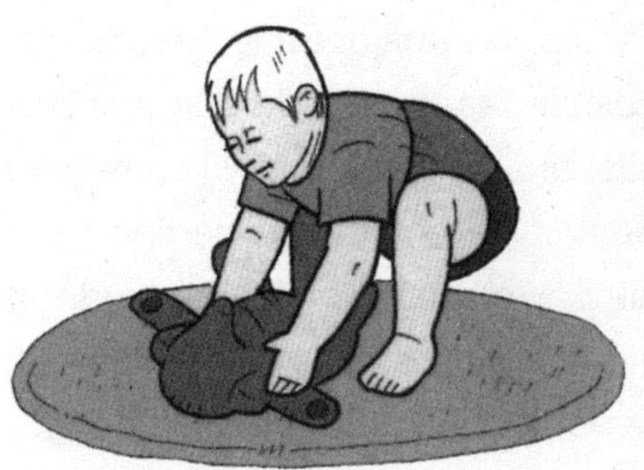

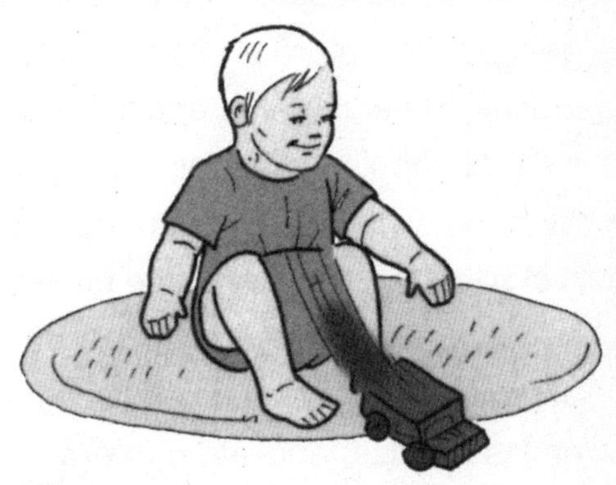

- Quizá debas atender a tus familiares más ancianos o trabajes de cuidador. Si no vigilas tu espalda y tu cuerpo, sufriréis todos: tú, tu familia y tus padres. También se resentirá tu trabajo. En la medida que te sea posible, asegúrate de que hay dos personas: una para levantar y la otra para ceder.

- Sentar y levantar a una persona: Pídele a tu familiar o paciente que te ayude tanto como le sea posible moviéndose hacia la silla. Colócate de pie ante él, cerca y ligeramente hacia un lado, *posición 1 de la página 70.* Pon un pie delante de sus pies, tu pierna pegada a sus rodillas, manteniendo tus rodillas flexionadas, la espalda erguida, cógele por el cinturón o por la cintura firmemente. El paciente se apoya un poco en ti y se da impulso mientras lo levantas.

- Meterse en la cama y levantarse: El familiar o el paciente debe sentarse en el borde de la cama, echándose un poco hacia atrás para estar bien sentado en la cama. Flexiona las rodillas, apóyate con ellas y con los muslos en la cama. *Posición 1 de la página 70.* Rodea al paciente con un brazo por detrás de los hombros y con el otro por debajo de sus muslos. A medida que el paciente vaya echándose hacia atrás, levántale las piernas y sujétale el cuerpo.

¡PROXIMIDAD, FLEXIBILIDAD!

SÍ

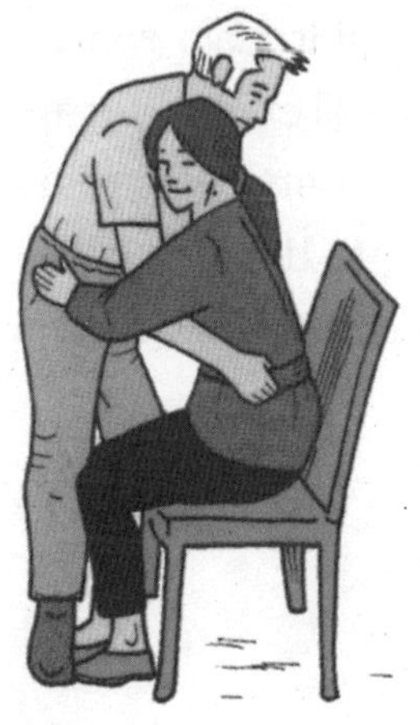 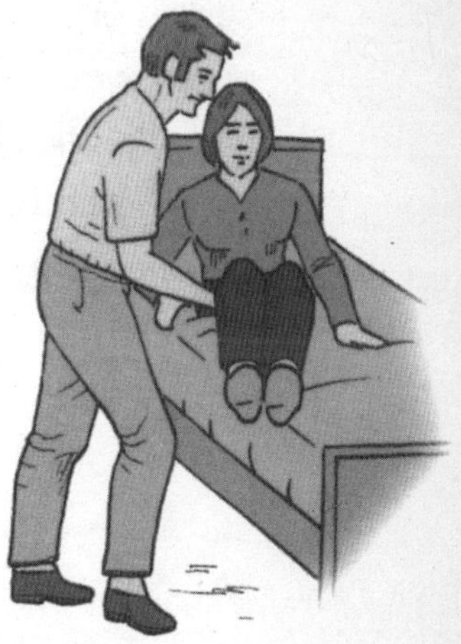

¡PROXIMIDAD, FLEXIBILIDAD!

Transporte

Viajar en coche

- Vas con retraso, te precipitas al garaje, donde te espera un elegante coche deportivo. Es bajo y lustroso. Entras en él, casi tumbado, con las piernas y los brazos estirados hasta el límite. Corres a toda velocidad hacia la autopista. Te encuentras con un gran atasco. Estás furioso, aprietas los dientes y pones los brazos y las manos tensas en el volante. Llegas al trabajo con 20 minutos de retraso, sales del coche, corres hacia la oficina, tienes las cervicales rotas y los hombros doloridos, te duele la cabeza y la parte inferior de la espalda te mata durante todo el día.

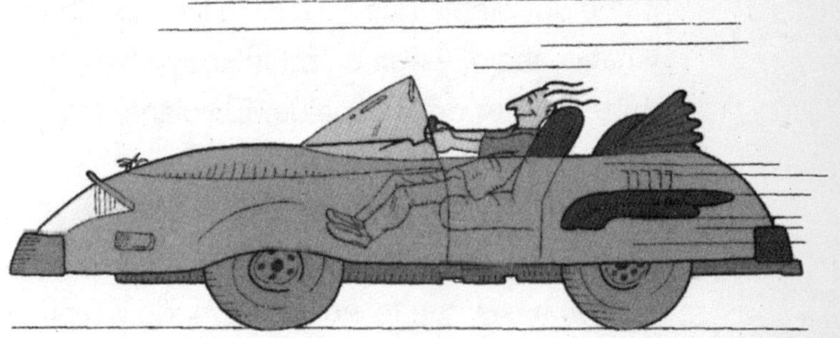

NO

- Tenías previsto que hubiera un gran atasco esta mañana, así que sales de casa con 15 minutos de anticipación. Te has dado cuenta de que las espaldas descuidadas y los coches deportivos no tienen porque ir relacionados, así es que tienes un coche estupendo en el garaje, pero dispone de un respaldo adaptable que se inclina hacia arriba y hacia abajo, y con un buen apoyo para la parte inferior de la espalda. El volante también es regulable.

- Te sientas en el coche con las manos y los brazos cogiendo el volante. Mueves todo el cuerpo hasta que te sientes cómodo y repites el movimiento para salir del coche. El asiento debe estar ajustado hacia delante, con las rodillas dobladas cuando los pies toquen los pedales. Inclina el asiento de forma que la totalidad de tus muslos se encuentren en contacto con él. Los hombros deben estar ligeramente flexionados, regula el volante o utiliza un cojín para la espalda para mantenerla erguida y completamente apoyada. El reposacabezas debe soportar tu cabeza, no la nuca, por razones de seguridad. Llegas a tiempo y te sientes fenomenal.

SÍ

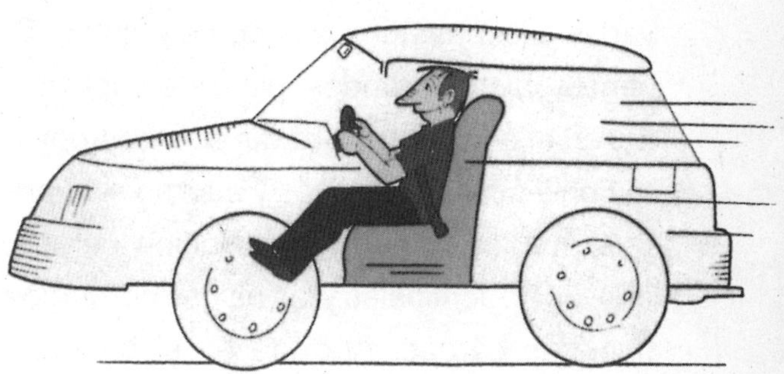

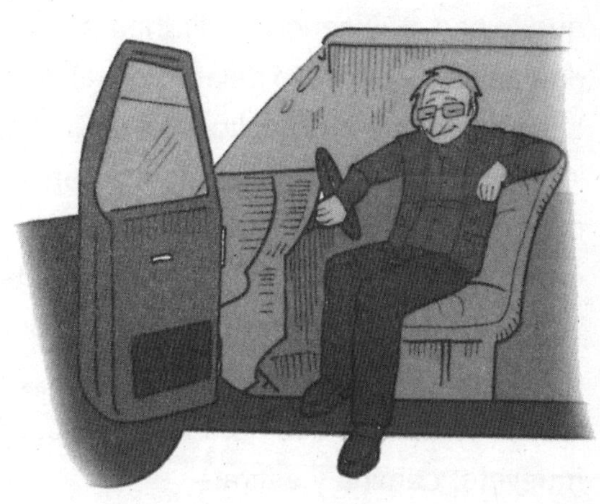

Preparar el equipaje para viajes largos

 • Intenta elegir un coche con acceso fácil al maletero. Evita los coches con llantas elevadas si tienes que cargarlo de objetos. Si tienes objetos grandes, piensa en colocarlos en el asiento trasero del coche. Apóyate con las manos, brazos y cuerpo siempre que puedas. Utiliza la inclinación pélvica, con los abdominales y las nalgas apretados mientras cargas. Apóyate en el parachoques o pon una rodilla en el asiento trasero del coche. Coloca los objetos más pesados cerca del borde del maletero para que te sea más sencillo retirarlos. Si tienes equipaje en el asiento delantero, sal del coche y ve al otro lado del coche para sacarlo, en lugar de estirarlo desde el asiento del conductor. Evita girarte cuando debas mirar atrás, mueve las caderas, estira un brazo hacia el asiento de atrás, utiliza los espejos retrovisores.... En viajes largos, para 10 minutos cada dos horas, sal del coche, muévete, camina y estírate.

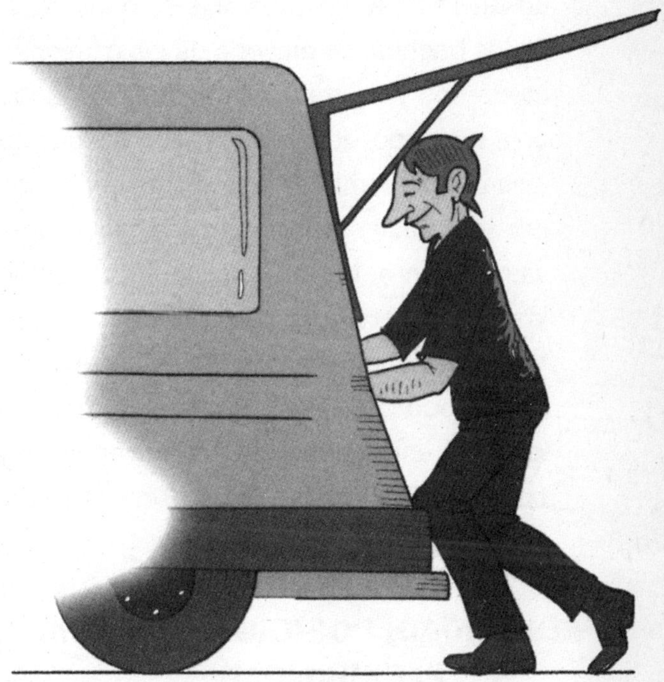

SÍ

Conducir camiones, camionetas y maquinaria agrícola

 • Utiliza las mismas reglas que para la conducción de automóviles. Añade la importancia de tener un buen asiento que absorba los baches. La mayoría de los camiones modernos y de tractores están equipados con este tipo de asientos. Revisa que tu asiento esté en buen estado. Si conduces por superficies con baches o muy duras siéntate en el borde del asiento y mantén las nalgas apretadas para proteger las vértebras de choques innecesarios. Levántate un poco del asiento, agarrándote al volante, si estás pasando por terrenos muy complicados. Para, levántate, camina y estírate a intervalos frecuentes.

¡PROXIMIDAD, POSICIÓN ERGUIDA, FLEXIBILIDAD!

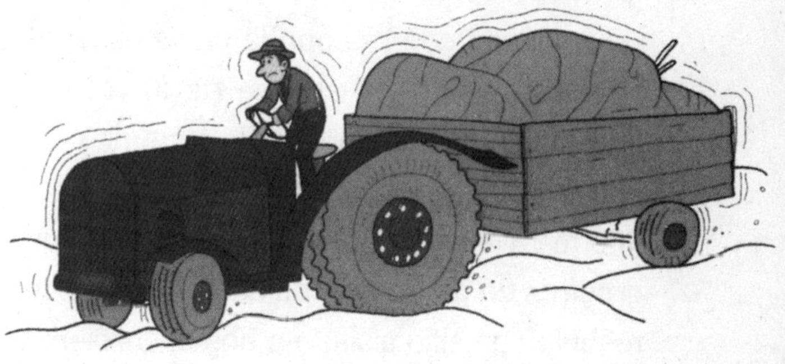

SÍ

Viajar en avión

- No hay medio de transporte peor para tu espalda que el avión, pero hoy en día, poca gente puede desenvolverse sin él. Los asientos se diseñaron para asegurar la seguridad en lugar de para la comodidad, y a menudo quedas atrapado en la misma posición durante horas con la única escapatoria que saltar por encima de tu vecino, que ronca plácidamente bajo su manta.

- Informa a la compañía aérea con antelación si sufres de dolor de espalda. Puede que te reserven un sitio aislado o con el suficiente espacio para las piernas. Quizá te brinden la posibilidad de tumbarte entre dos asientos. Tan pronto como te lo permitan, reclina el respaldo, coloca un cojín hinchable en la zona cervical, utiliza el cojín de la compañía para la zona baja de la espalda, o llévate tu propio rollo lumbar para llenar los huecos entre tu cuerpo y el asiento. Protege el cuello con una bufanda si el aire acondicionado es demasiado frío. Utiliza la barra para apoyar los pies si hay una, o apoya las rodillas en el asiento delantero. Realiza algunos de los ejercicios para sentarse que encontrarás en las *páginas 166-167.* Levántate y camina tan a menudo como puedas. Recuerda que debes beber mucha cantidad de agua para prevenir la deshidratación.

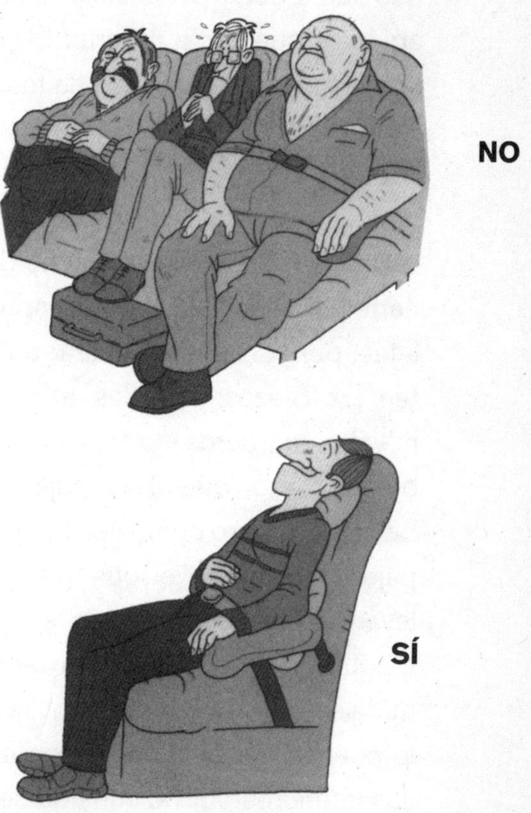

Las maletas

- Tanto si viajas en tren, en barco o en avión, casi siempre debes llevar algo de equipaje en un momento u otro.

- Haz el equipaje con prudencia. Si sabes que vas a estar solo, limita la cantidad de equipaje que vas a llevarte. Elige dos bolsos blandos en lugar de una maleta rígida. Pruébalos antes de llenarlos para comprobar que las ruedas se deslizan correctamente, que puedes empujarlos igual de bien que tirar de ellas y que no debes inclinarte para hacerlo. Intenta empujar las maletas, pero si tienes que tirar de ellas mantén los brazos pegados al cuerpo y las maletas tan cerca de ti como te sea posible. Recuerda que el equipaje de mano debe ser tan ligero como sea posible. El equipaje de mano es el que vas a tener que levantar para colocarlo en el estante portaequipajes y en las cintas detectoras de metales. Utiliza un bolso con tirantes que te lo puedas cruzar o una mochila con bolsillos interiores por razones de seguridad.

- Cuando viajes con mucho equipaje asegúrate de que las correas estén bien ajustadas al cuerpo. El equipaje debe estar colocado tan arriba de tu espalda como sea posible. Utiliza el cinturón para aligerar la presión en la nuca y en los hombros. Evita las maletas rígidas y cargar demasiado la parte superior de la bolsa.

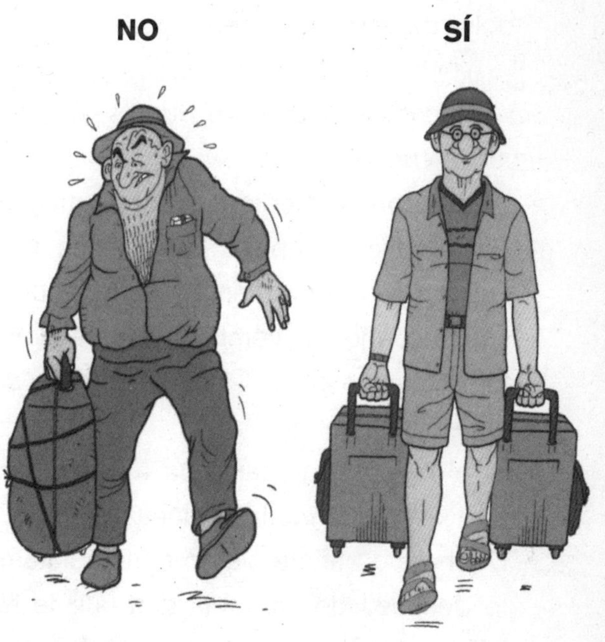

Deporte y ocio

Introducción

 • No hay nada mejor para tu cuerpo y tu mente que cambiar la rutina y hacer deporte o actividades que te proporcionen placer. Que tengas la espalda mal no significa que no puedas hacer deporte, al contrario, si te privas de las cosas que te gustan sólo conseguirás deprimirte más e incrementar tu dolor de espalda.

Sin embargo, hay algunos puntos que debes tener en cuenta:

- Habla con el médico o terapeuta sobre cómo volver a empezar. Empieza despacio, entrena progresivamente. Empieza con lapsos pequeños de tiempo, ve poniéndote en forma poco a poco. Observa cómo te sientes el resto del día.

- Si el dolor de espalda va a peor, para y vuelve a intentarlo la semana siguiente.

- Dúchate o báñate siempre inmediatamente después de una actividad que te haga transpirar. Cámbiate de ropa. Colócate una toalla alrededor del cuello y los hombros. Evita corrientes de aire. Asegúrate de que llevas los zapatos adecuados para realizar la actividad.

Antes de hacer cualquier tipo de deporte realiza los ejercicios de estiramientos de las *páginas 166-169* de pie o sentado, para asegurarte que durante o después de la actividad sufrirás menos dolor de espalda.

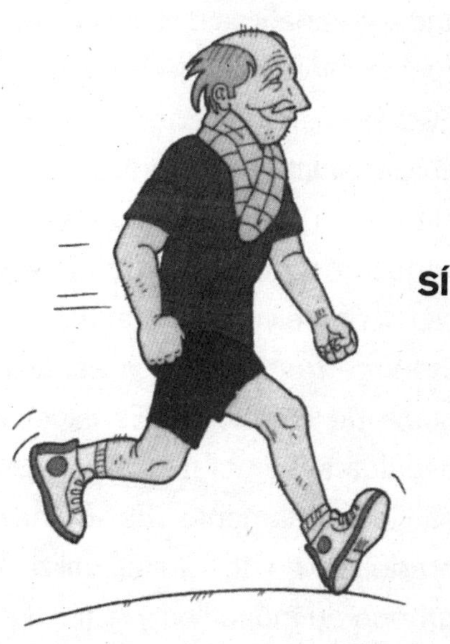

Deportes recomendados

Se trata de los que:

- Te proporcionan placer.
- Trabajan diversos grupos de músculos.
- Permiten movimientos armoniosos.
- Ayudan a tu equilibrio.
- Estimulan el corazón y la circulación e incrementan la resistencia de tu cuerpo.
- No requieren esfuerzos extremos y rápidos.
- No implican choques fuertes para la espalda.

- *Andar:* Utiliza un buen par de zapatos para andar o zapatillas deportivas, camina sobre suelos blandos (hierba, bosque, arena). Evita los caminos con baches o demasiado duros. Balancea los brazos, no te metas las manos en los bolsillos. Da zancadas, no andes despacio. Realiza el ejercicio de inclinación pélvica si te fatigas.
- *Esquí de fondo:* o equivalente en una máquina de ejercicios. Es excelente para la espalda si se utilizan los brazos y las piernas correctamente. Es armonioso, equilibrado (si no te caes), utiliza numerosos grupos de músculos y estimula el corazón.

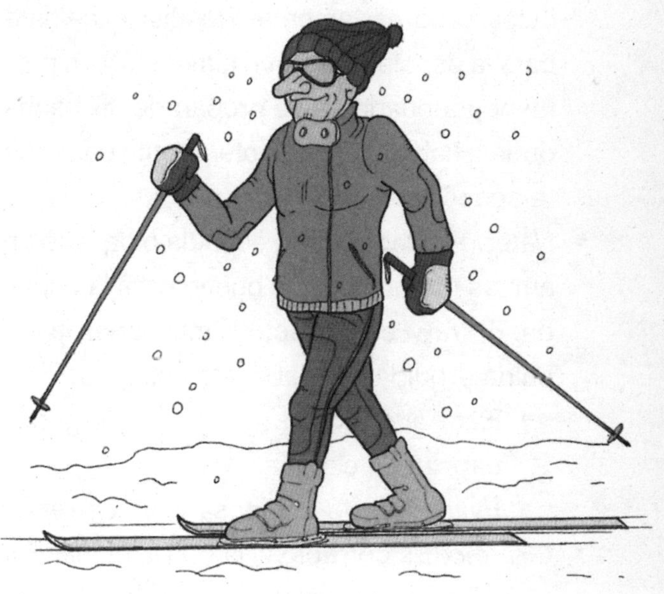

SÍ

- *Gimnasia y estiramientos:* Una combinación de trabajo cardiovascular en una superficie blanda donde no se pueda correr y ejercicios de estiramientos para estirar los músculos progresivamente. Resulta excelente para la espalda. Elige un gimnasio y un profesor adecuadamente preparado. Si tienes dudas, habla con un fisioterapeuta para que te aconseje.
- *Natación:* Nadar estilo espalda o de lado en ambas direcciones es bueno para la espalda. El *crawl* es correcto si mantienes la espalda erguida y la cabeza en el agua.
  - Evita el estilo braza si no sumerges la cabeza en el agua.
  - Evita el estilo mariposa y las carreras.
- *Ciclismo:* Es correcto si la barra, el manillar y el sillín de la bicicleta están ajustados especialmente para ti. Asegúrate de que las rodillas y los brazos están ligeramente flexionados en las posiciones extremas.
  - Evita el ciclismo de montaña en suelo duro.

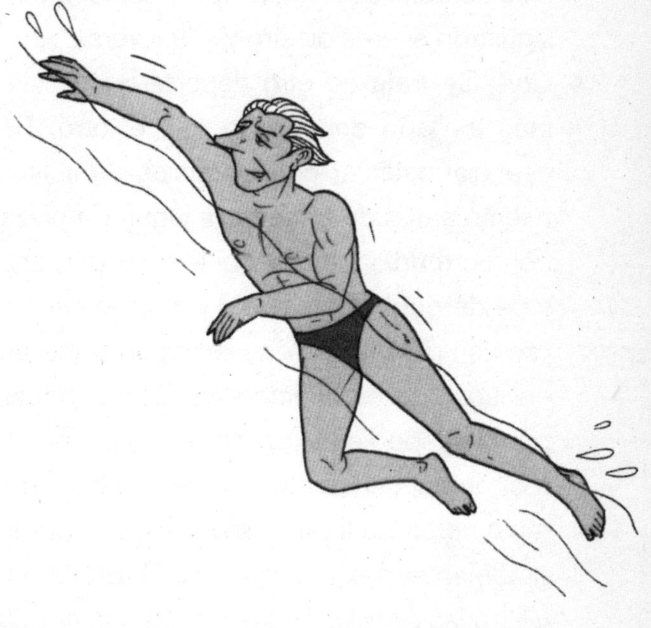

SÍ

- ☺☺ • Tenis, badminton, squash, tenis de mesa, baloncesto, etc. Se trata de actividades que trabajan más un lado del cuerpo que el otro. Los ejercicios de estiramientos bilaterales antes de jugar te ayudarán a evitar el dolor de espalda. Evita jugar en pistas o superficies duras. Haz calentamiento con el brazo izquierdo si eres diestro y a la inversa.

- ☺☺ • *Golf:* Se trata de otro deporte que activa más un lado del cuerpo que el otro. Es esencial calentar con ejercicios de estiramiento antes de empezar a jugar. Empieza con un medio giro de izquierda a derecha y de derecha a izquierda, y empieza siempre con golpes y lanzamientos en la hierba en lugar de en alfombrillas. Intenta andar por el césped en lugar de por caminos duros, empuja el carrito, no tires de él. Manténlo cerca de ti con los brazos siempre ligeramente flexionados. ¡FLEXIBILIDAD! Utiliza las *posiciones 3 o 7 de las páginas 70 y 71* para recoger la bola del suelo.

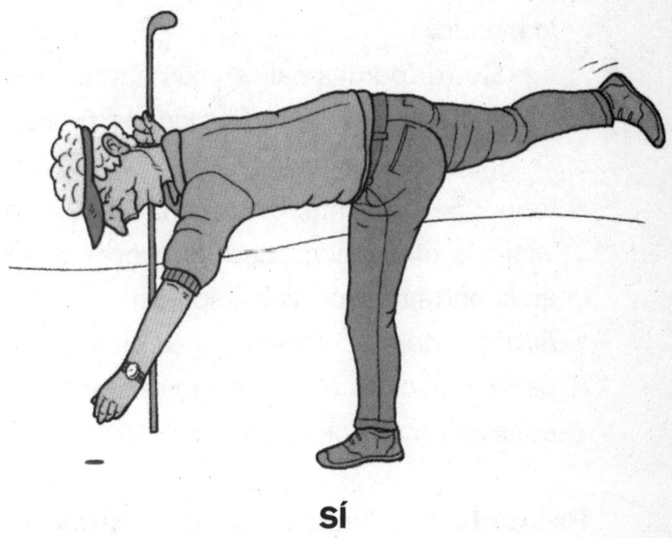

SÍ

- *Fútbol, esquí alpino, hípica.* Son recomendables si estás entrenado, has realizado estiramientos, has trabajado los músculos inferiores del cuerpo y posees los conocimientos técnicos adecuados.
- *Correr:* Únicamente con entrenamiento previo, buenas suelas en los zapatos y un suelo blando.
  - Correr por las calles y los pavimentos aumenta las posibilidades de problemas de espalda.
- *Remo:* Sé prudente. Una buena técnica es vital, de otro modo puede provocar dolor en la parte inferior de la espalda.
- *Billares, snooker:* Apóyate en la mesa, utiliza los músculos de los muslos y mantén la espalda en posición erguida.

Pregunta a tu fisioterapeuta acerca de otros deportes.

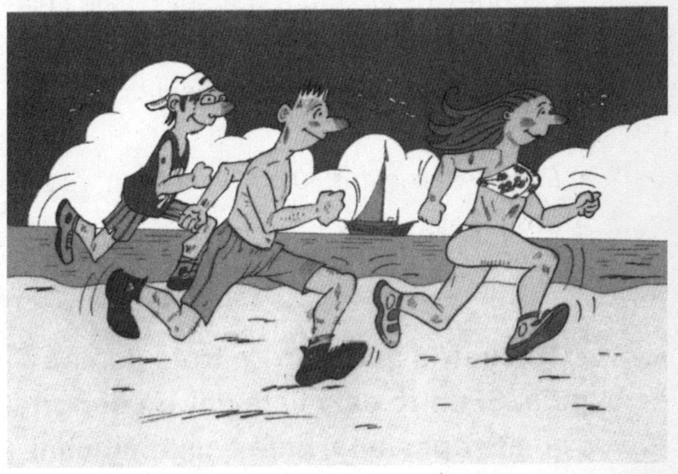

SÍ

Deportes no recomendados

- • *Deportes acuáticos:* surf, esquí acuático, etc. porque la parte inferior de la espalda se puede ver perjudicada.
- • *Deportes de aventura:* paracaidismo, planear, etc.
- • *Trampolín:* especialmente perjudicial para los niños.
- • *Deportes violentos:* fútbol americano, rugby, boxeo, etc.

Recuerda que sólo se trata de una guía. Si entre esta lista hay un deporte que te apasiona, pide a un médico u otro profesional adecuado consejo acerca de reanudar su práctica o continuar practicándolo después de un problema de espalda.

NO

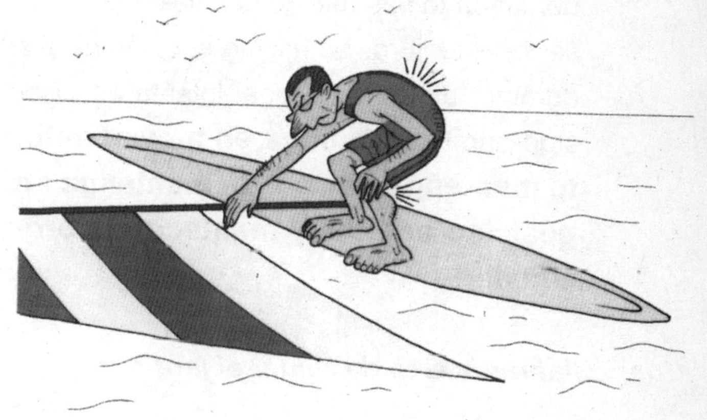

Tiempo libre

- Las actividades de ocio constituyen una parte importante para mantenerse bien. Cualquier cosa que escojas como afición será buena para ti. Asegúrate de que si te sientas durante un período largo de tiempo, antes te has releído la parte de sentarse en este libro. Lo mismo si estás de pie durante ratos muy largos. Intenta escoger algo que te **mantenga en movimiento, te mantenga flexible, te mantenga en posición erguida y mantenga la proximidad.**

Unas palabras acerca de cuidar el jardín

- En lugar de dejar tu afición por la jardinería porque te duele la espalda, intenta modificar tus posturas y, si es necesario, cambia de materiales para sentirte más a gusto.
- Utiliza un par de rodilleras que te permitan moverte apoyado en una rodilla, ambas o sentado sobre tus pies.
- Cambia regularmente de posición y realiza pausas frecuentemente.

- Utiliza las *posiciones 2/5/6/7 de las páginas 70 y 71.*
- Para y realiza el ejercicio de inclinación pélvica antes de que empiece el dolor.
- Utiliza herramientas con mangos largos.

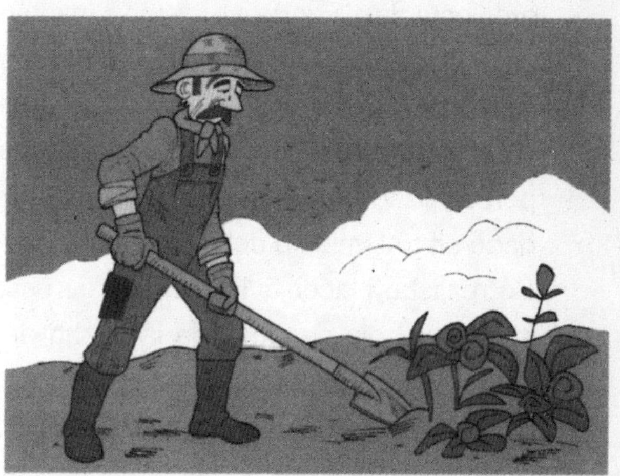

SÍ

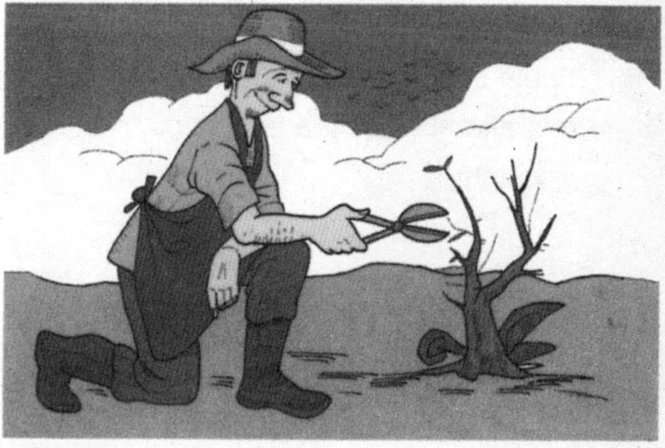

Relajación y estiramientos para toda la familia

 • Ser capaz de estirarte correctamente y de tener la habilidad de relajarte será una forma excelente de ayudarte a ti mismo a mantener una mente sana, una espalda y un cuerpo saludables. Sin embargo, debes preguntar a tu fisioterapeuta si deseas un tratamiento personalizado o si el médico te ha recomendado un tratamiento determinado.

- Sé realista. Hacer 5-10 minutos de estiramientos al día después de la ducha de la mañana o por la noche es mejor para ti que hacer estiramientos 40 minutos al día durante una semana y no hacer más hasta al cabo de un mes.

- Elige un momento tranquilo y un sitio agradable si es posible, apaga las luces, utiliza una alfombrilla para ejercicios, pon música relajante.

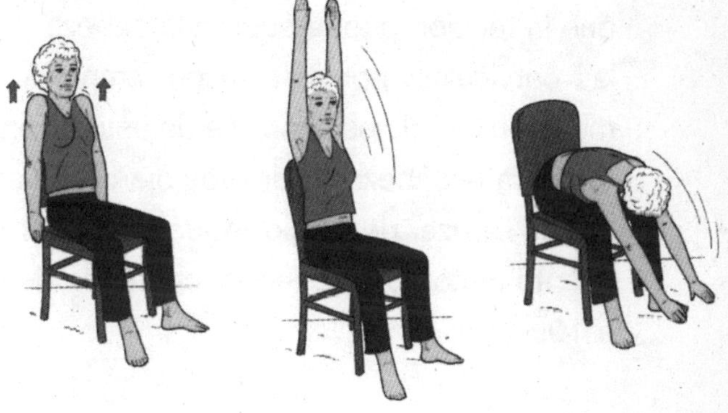

Sentarse y estirarse

Puedes hacerlo en la oficina, en la mesa o en casa:

- En una silla con el respaldo recto, sin apoyabrazos, relájate. Intenta asegurarte que durante los ejercicios la espalda toca el respaldo de la silla a la altura de la cintura. Estamos intentando ignorar el hecho de que la tensión puede subir a la cabeza y a las cervicales, por esta razón, empezaremos con ejercicios sencillos de estiramientos para la cabeza. Todos los ejercicios se deben realizar despacio. Aguanta el estiramiento tanto como puedas, contando de 6 a 10.

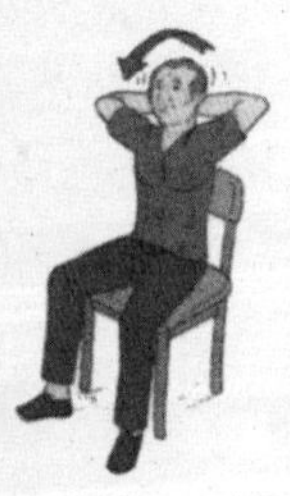

Las manos detrás de la nuca. Lleva la cabeza poco a poco hacia el pecho. Respira y estírate. Saca el aire y relájate. Repítelo tres veces.

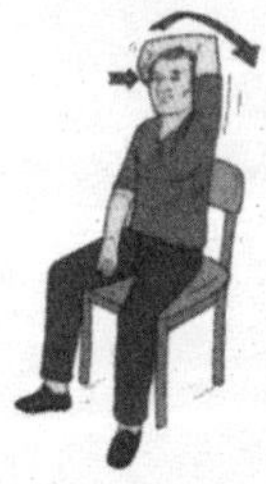

Con la mano derecha, tócate la oreja izquierda y viceversa. Mantén los ojos y la cabeza en posición horizontal. Estira la nuca. Repítelo tres veces en cada dirección.

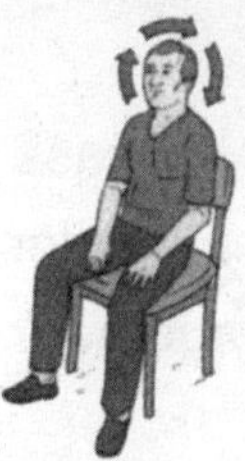

Realiza círculos con la cabeza dos veces en cada dirección. Los brazos relajados junto al cuerpo.

③

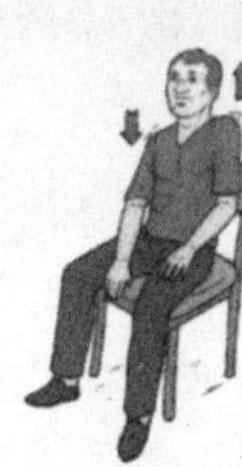

Respira hondo. Levanta un hombro tanto como puedas, manteniendo la espalda en posición erguida y muy estirada. Espira al mismo tiempo. Repítelo tres veces con cada hombro.

④

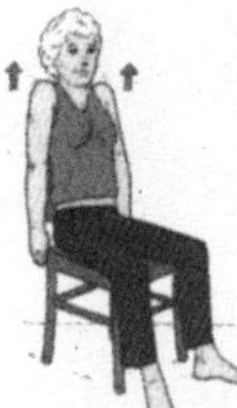

Coge aire. Levanta ambos hombros a la vez. Despacio, relájate soltando el aire.

⑤

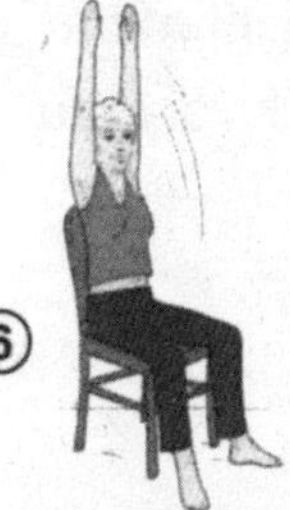
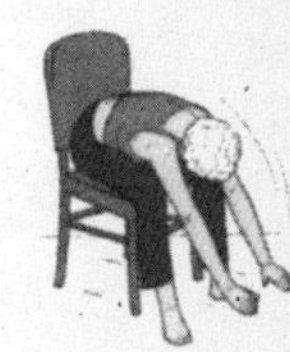

⑥

Espalda estirada, brazos hacia arriba, manos y dedos abiertos. Inspira y aguanta el aire. Relájate, suelta el aire y arquea la espalda. Coloca la cabeza entre las rodillas, deja caer los brazos, no es necesario que toquen el suelo. Es muy importante que, cuando te levantes, mantengas los músculos abdominales y de las nalgas apretados. Levanta una vértebra tras otra hasta la posición inicial.

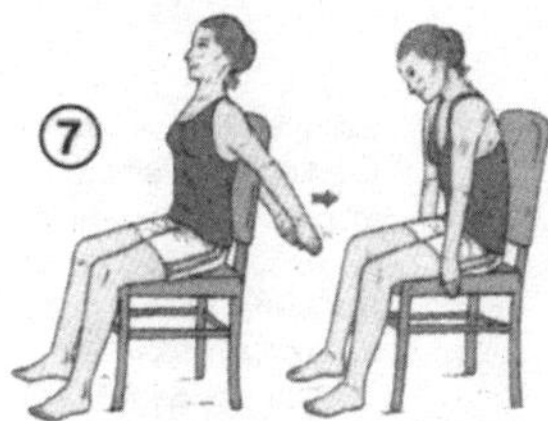

⑦

Inspira, estira los brazos por detrás de la silla. Une las manos, estira ambos brazos a la vez, empújalos hacia abajo hasta la altura de la cintura. Aguanta la tensión. No tumbes la cabeza hacia atrás. Saca el aire. Pon la cabeza encima del pecho. Relaja los brazos.

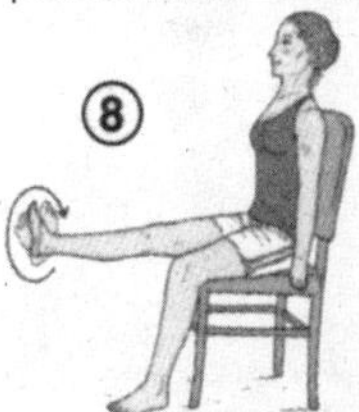

⑧

Extiende una pierna después de otra mientras estés sentada. Lleva el pie hacia ti y estíralo, efectúa círculos en ambas direcciones con cada pie.

Estar de pie, tumbarse y estirarse

Se trata de ejercicios para realizar en casa, después de la ducha, por la mañana y antes y después de realizar un ejercicio agotador.

Evita efectuar estos estiramientos justo recién levantada. ¡Primero dúchate!

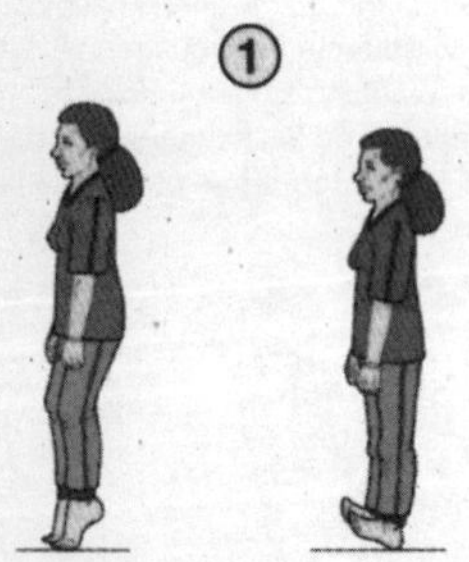

① De pie en una alfombrilla. Ponte de puntillas tan alto como te sea posible. Fija un punto y aguanta la posición. Cambia y apóyate sobre los talones. Levanta los pies de la alfombrilla.

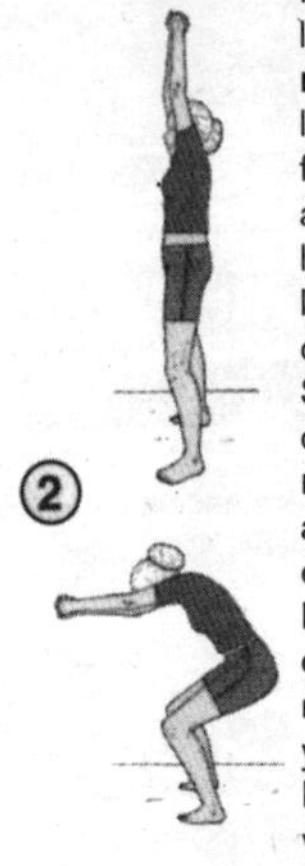

② Estira los brazos y la espalda hacia arriba. Inspira. Las manos y los dedos estirados. Es **muy importante** que las rodillas estén flexionadas. Saca el aire despacio. Flexiona las rodillas y deja que los brazos y la cabeza caigan hacia el suelo. Siente la espalda curvada y relajada. Es **muy importante** que, al levantarte, tires las caderas hacia delante. Mantén las rodillas dobladas. Tensa los músculos abdominales y de las nalgas. Levántate vértebra a vértebra. Repite el ejercicio tres veces.

Relajación y estiramientos para toda la familia

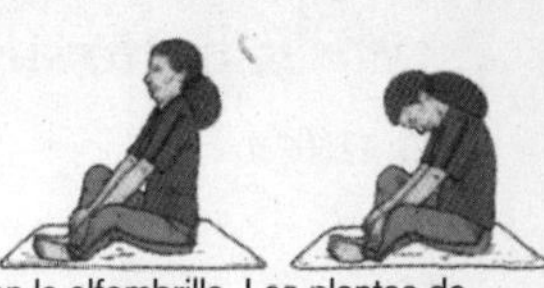

④

Siéntate en la alfombrilla. Las plantas de los pies una contra la otra. Las manos sujetando los tobillos. Inspira. Estira la espalda. Mira al frente. Saca el aire. Descansa la espalda. Coloca la cabeza en el pecho.

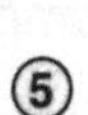
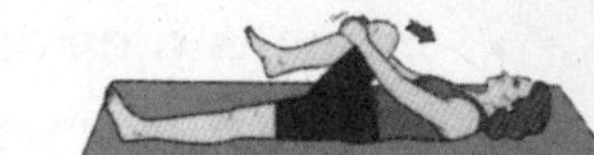

⑤

Tumbado boca arriba con la cabeza en la alfombrilla. Baja la barbilla para estirar las vértebras cervicales. Levanta una rodilla hacia el pecho, cógela con las manos. Mira la rodilla sin despegar la cabeza del suelo. Inspira. Aguanta la postura. Respira. Descansa. Repítelo tres veces con cada pierna.

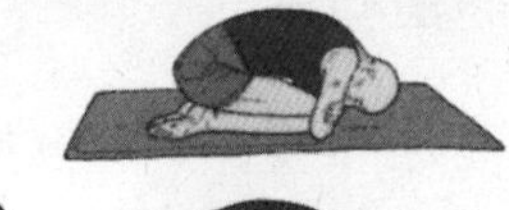

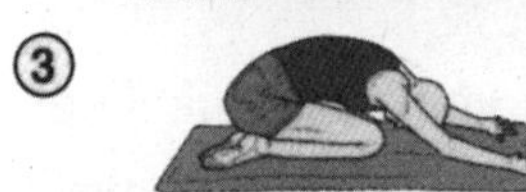

③

Arrodíllate en la alfombrilla. Siéntate en los talones. Intenta mantener las nalgas encima de los pies. Estira los brazos tan lejos como te sea posible. Inspira y aguanta la posición. Relaja los brazos, la cabeza, curva la espalda. Saca el aire.

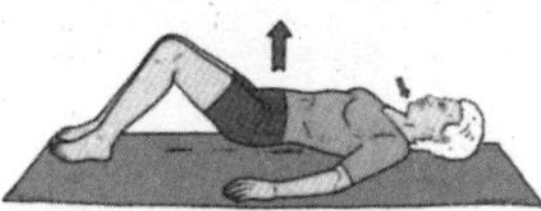

⑥

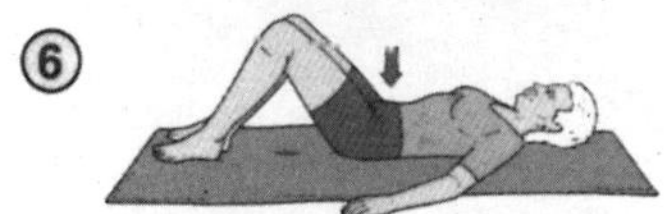

Túmbate en la alfombrilla. Las rodillas flexionadas, los brazos pegados al cuerpo. Levanta las caderas del suelo. Aguanta la posición. Coloca la espalda plana en la alfombrilla, empuja a la altura de la cintura. Repítelo 10 veces.

⑦

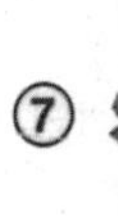
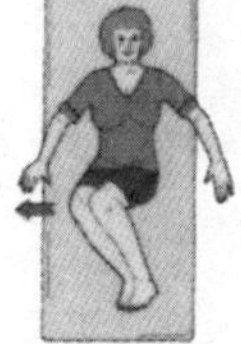
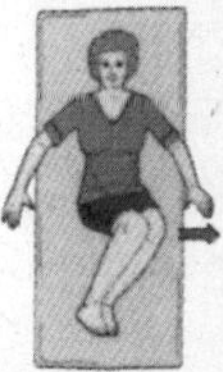

Tumbado en la alfombrilla para ejercicios. Las rodillas dobladas. Los hombros pegados a la alfombrilla. Desplaza las rodillas de un lado a otro. Repite el ejercicio tres veces.

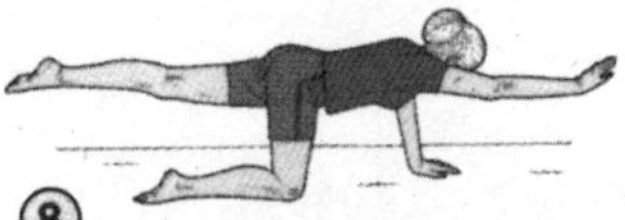

⑧

Colócate a gatas. Mantén la espalda erguida y los músculos abdominales y de las nalgas prietos. Estira la pierna izquierda (en posición horizontal) y el brazo derecho al mismo tiempo. Repite el proceso con la pierna y el brazo contrarios.

Estirar la parte superior de la espalda y la nuca

Entre los omoplatos queda una zona difícil de ejercitar. Normalmente es la zona que más nos duele si permanecemos sentados, estudiamos o cargamos con pesos. Prueba con estos tres ejercicios de estiramientos.

De pie contra la pared. Las rodillas ligeramente flexionadas, la espalda pegada a la pared. Los músculos abdominales y las nalgas apretados. Los hombros pegados a la pared. Levanta ambos brazos formando un ángulo recto y pégalos a la pared.

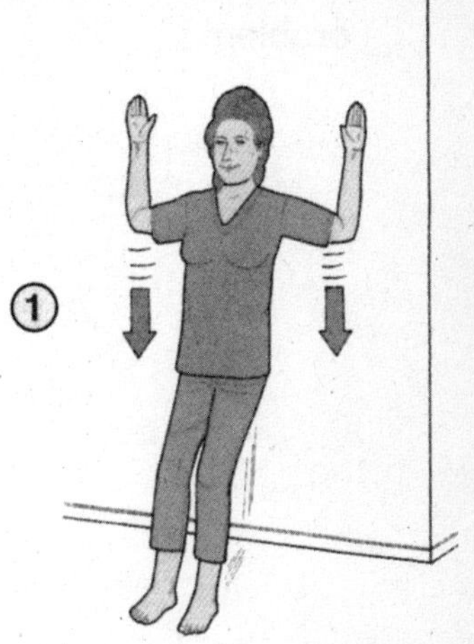

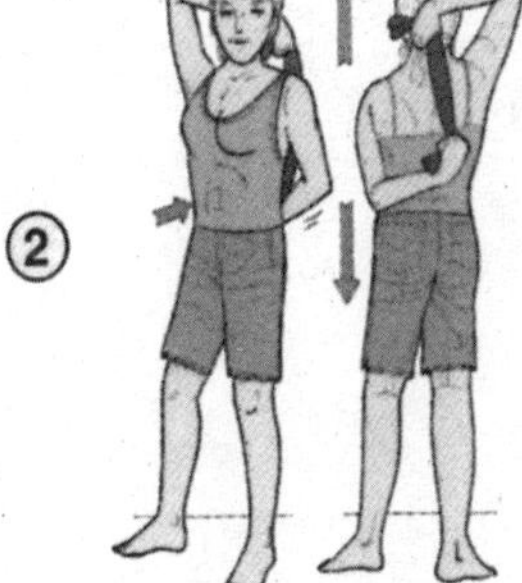

De pie con las rodillas flexionadas. Cruza los brazos por detrás de la espalda. Utiliza una media vieja, con una mano en cada extremo, realiza diez pequeños estiramientos. Cambia de brazos y repite el ejercicio.

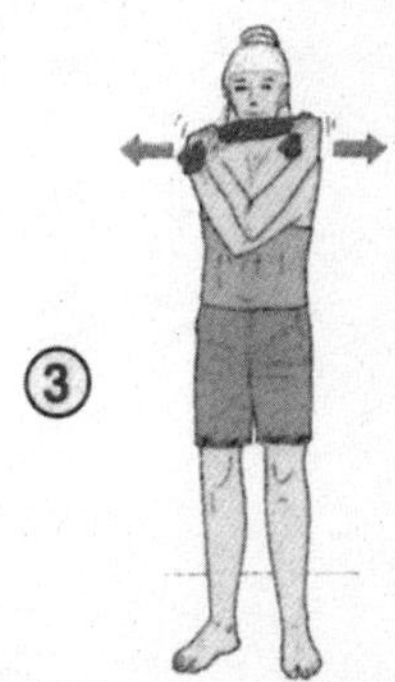

De pie con las rodillas ligeramente flexionadas, los brazos cruzados a la altura de los hombros, delante de ti pero apartados del pecho. Utiliza la media vieja para realizar pequeños estiramientos. Cambia de brazos y repite el proceso.

Estiramientos que hay que evitar

Los ejercicios siguientes pueden agravar tu problema.

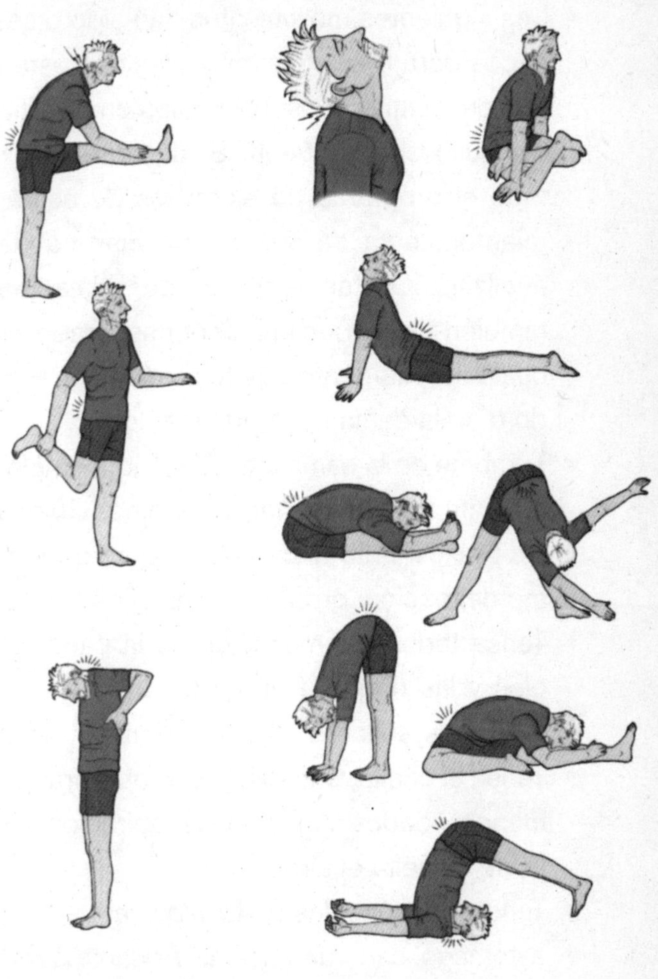

NO

Relajación

- Los siguientes movimientos han sido diseñados para relajar los músculos que están tensos y estresados. Realízalos en un sitio tranquilo sin teléfonos. Si decides hacer todo el programa de ejercicios de estiramientos, ésta es una buena manera de finalizarlo. Estas técnicas de relajación también se pueden utilizar por separado en cualquier momento que te sientas estresado o en la cama si no puedes dormir.

- Túmbate en la cama o en el suelo, completamente estirado. Cierra los ojos. Coloca los brazos junto al cuerpo, respira a tu ritmo despacio y profundamente.

- Tensa todos los músculos de la cara, los ojos y las orejas. Poco a poco, relaja los músculos soltando el aire profundamente.

- Tensa el cuello, barbilla, hombros y brazos, manos y dedos. Aguanta la respiración, relájate y suelta el aire.

- Tensa los músculos de la espalda, barbilla, estómago, caderas y nalgas. Aguanta la respiración, relájate, suelta el aire.

- Tensa las nalgas, caderas, muslos, rodillas,

tobillos, pies, dedos y pantorrillas. Aguanta la respiración, relájate y respira.

- Tensa todo el cuerpo, desde la cabeza hasta los dedos de los pies. Relájate y despacio suelta el aire.
- Flexiona las rodillas, haz tres ejercicios de respiración profunda. Coge aire hasta llenar el diafragma y los pulmones. Saca el aire.
- Quédate tumbado dos minutos más respirando con normalidad.
- Colócate de lado y después a gatas. A continuación, levántate.

Conclusiones

El propósito de este libro es proporcionar explicaciones fáciles y prácticas acerca de cómo entender bien la espalda y por qué duele. Las soluciones requieren de tu participación activa. No existen maneras más sencillas. Sólo tú tienes la responsabilidad de intentar llevar a cabo las actividades de una manera cómoda en tu vida cotidiana. Espero que te puedas leer el libro, quizá reírte un poquito, puede que te reconozcas a ti mismo en alguna de las escenas que contiene y que te des cuenta de lo lejos que puede llegar una actitud positiva a la hora de ayudarte con tus problemas.

Mira de nuevo la *página 11.* ¿Todavía está el trozo de papel en la puerta de la nevera? ¿Has hecho algo para solucionar lo que causa estrés a tu vida?

Después de leer estas líneas no deberías pensar en nada más, por favor:

¡POSICIÓN ERGUIDA!
¡PROXIMIDAD!
¡FLEXIBILIDAD!
Y ¡MOVIMIENTO!